SOJA
NUTRIÇÃO E SAÚDE

*Este livro é uma obra de consulta e esclarecimento.
As receitas e técnicas aqui descritas têm o objetivo de
complementar – e não substituir – o tratamento ou
cuidados médicos. As informações aqui contidas não
devem ser usadas para tratar uma doença grave sem
prévia consulta médica.*

Conceição Trucom

SOJA
NUTRIÇÃO E SAÚDE

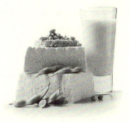

São Paulo
2009

Editora ALAÚDE

Copyright © 2008 Alaúde Editorial Ltda.
Todos os direitos reservados. Nenhuma parte deste livro poderá ser
reproduzida, de forma alguma, sem a permissão formal por escrito da
editora e do autor, exceto as citações incorporadas em artigos de crítica
ou resenhas.

1ª edição em setembro de 2008 - Impresso no Brasil

Publisher: Antonio Cestaro
Editora: Alessandra J. Gelman Ruiz
Capa: Walter Cesar Godoy
Editoração eletrônica: Vivian Vigar
Revisão: Marcela Roncalli

Dados Internacionais de Catalogação na Publicação (CIP)
(Câmara Brasileira do Livro, SP, Brasil)

Trucom, Conceição
Soja : nutrição e saúde / Conceição Trucom. -- São Paulo :
Alaúde Editorial, 2008.

1. Culinária 2. Natureza - Poder de cura Uso terapêutico I.
Título.

08-08555   CDD-615.535

Índices para catálogo sistemático:
1. Soja : Alimento natural : Promoção da saúde :
Medicina natural   615.535

ISBN 978-85-98497-98-3

Alaúde Editorial Ltda.
R. Hildebrando Thomaz de Carvalho, 60
CEP 04012-120 - São Paulo - SP
Telefax: (11) 5572-9474 / 5579-6757
alaude@alaude.com.br
www.alaude.com.br

SUMÁRIO

Prefácio do Dr. José Bento de Souza 6

Apresentação 8

Introdução 11

Capítulo I – A história da soja 14

Capítulo II – O que é a soja 18

Capítulo III – Os principais componentes da soja 21

Capítulo IV – A soja na saúde 38

Capítulo V – Os derivados da soja 54

Capítulo VI – Entendendo as críticas sobre a soja 66

Capítulo VII – A soja transgênica 76

Capítulo VIII – A soja orgânica 84

Capítulo IX – Receitas saudáveis com soja 87

Referências bibliográficas 150

PREFÁCIO

Estamos em plena era da informação, e é grande o número de profissionais que escrevem sobre alimentação e saúde. Motivos não faltam, pois, afinal, a Medicina preventiva é o melhor investimento pessoal e o grande segredo da longevidade com qualidade de vida.

Entretanto, com o elevado volume de estímulos diários e no meio do caos da vida moderna, as pessoas desejam e necessitam cada vez mais de informações claras e objetivas.

Registrada a informação, ela precisa ser facilmente posta em prática, porque a saúde não se constrói somente com leituras e ideais, mas com hábitos saudáveis de alimentação e de vida.

Esse é o grande mérito do presente livro, que tem a propriedade de esclarecer (trazer clareza) com a simplicidade e a profundidade na dose certa para que todos sintam a motivação de ter a soja e seus derivados em suas práticas alimentares do dia-a-dia.

Conceição Trucom, com sua linguagem simples, criativa e positiva, fundamentada em argumentos científicos, oferece-nos a possibilidade de melhor entender o verdadeiro valor da soja, um alimento nutracêutico, como fonte de saúde e de prevenção de doenças.

Faço votos que este trabalho contribua efetivamente para que cada vez mais pessoas façam uso consciente dessa semente e de seus derivados para enriquecer sua alimentação.

Dr. José Bento de Souza
Médico ginecologista e obstetra

APRESENTAÇÃO

Há mais de dez anos venho estudando as milenares Medicinas ayurvédica e chinesa, como também as várias "dietas" criadas nas últimas décadas. Nesse aspecto, minha formação em Química e a experiência como cientista muito têm ajudado a entender essas necessidades da existência humana, conferindo recursos para discernir o que de mais consistente, assertivo e adequado tem a oferecer cada um desses conjuntos de conhecimentos para nossos tempos atuais.

Estudar Química, Bioquímica, Biologia e Nutrição humana faz com que essa jornada de esclarecer pessoas tenha uma base científica que permite entrar em sintonia com suas reais necessidades, em harmonia com a inegável inteligência do corpo humano. Sem dúvida, o corpo humano é perfeito, mas necessita de nutrição para manter-se vivo e produtivo, e os alimentos naturais são fascinantes na prestação desse serviço, a começar pelas sementes, alimentos vivos, também chamados de biogênicos (bio = vida, gênico = gerar), que contêm todos os nutrientes, micronutrientes e informações genéticas para gerar um novo ser vegetal.

Elas contêm a mensagem de gerar expansão e vida, principalmente se obtidas de forma natural e orgânica.

Hoje, existem os alimentos reconhecidos como funcionais, porque são ricos em substâncias nutracêuticas (fármacos que nutrem), que ajudam o corpo humano a construir harmonia metabólica, ou seja, saúde. Este livro está dedicado a um desses alimentos – a soja – uma semente dourada, representante especial da família dos feijões ou leguminosas, por causa de seu elevado teor de proteínas (40%), óleos nutricionais (20%) e fibras (18%), acrescida do fato de ser isenta de amido.

Além de todas essas propriedades, a soja contém substâncias que a tornam um grande instrumento na prevenção e no tratamento da saúde humana, que a qualificam como um alimento funcional. Alimentos funcionais são aqueles que, além de funções nutricionais básicas, podem produzir efeitos metabólicos e fisiológicos benéficos à saúde, devendo ser seguros para o consumo sem supervisão médica.

Na verdade, a soja, por ser um alimento produzido em escala global, que envolve inúmeros setores da economia mundial e que usa enormes áreas de plantio, afetando sobremaneira alguns ecossistemas do planeta, acaba por ser a bandeira de muitas questões sociais, tecnológicas, ecológicas e sanitárias. Portanto, é hora de ter muito cuidado para não estigmatizá-la, por estar sendo ela o foco de discussões que transcendem sua utilidade como alimento de inquestionável valor. É fundamental conhecê-la mais profundamente, abstraindo-se um pouco desses assuntos polêmicos.

É digno e sábio considerar a presença milenar da soja na cultura oriental e buscar conhecer suas propriedades, composição, benefícios à saúde, cuidados em seu manuseio, preparo e consumo, como também sobre todos os produtos gerados a partir desse grão. Nomes como *tofu, missô, shoyu, tempeh, okara, kinako*, soja hortaliça (*edamame*) e carne de soja (PTS: proteína texturizada de soja) não serão mais mistério para você.

Por ser fonte barata de proteína, a soja pode ser um recurso interessante no combate à desnutrição da população brasileira. Mais e mais pessoas precisam saber da capacidade nutricional desse alimento e das formas adequadas de usá-lo em preparos saudáveis e gostosos. A soja tem seus segredos, que precisam ser conhecidos para obter a contribuição ótima para a saúde.

INTRODUÇÃO

Este livro vem ocupar um espaço novo na literatura nutricional, uma vez que traz ao palco a soja e seus derivados, que, bem combinados com cereais e outros vegetais, representam as melhores opções de uma alimentação natural e balanceada.

Ele não tem a proposta inicial de ensinar receitas, mas a de muito esclarecer e informar, dando bases sólidas para que o consumo da soja e a prática da alimentação natural se tornem um hábito consciente e vitorioso. É uma obra fundamental para aqueles que desejam reduzir ou eliminar o consumo dos alimentos de origem animal, ou encontrar fontes alternativas de proteína vegetal.

Ser vegetariano é uma opção alimentar, com significativo incremento do número de adeptos a cada ano. Mas é fundamental que essa decisão seja acompanhada por contínuo estudo e esclarecimento do praticante, para saber as melhores combinações dos alimentos de origem vegetal e suprir todas as necessidades essenciais e básicas do organismo humano. Se assim não for, seqüelas irão surgir ao longo do tempo, como subnutrição, anemia, apatia, baixa produtividade e falta de disposição.

Logicamente, qualquer opção alimentar carece de esclarecimentos, porque o metabolismo humano tem necessidades essenciais e básicas que precisam ser conhecidas e respeitadas. A primeira e principal delas é o consumo balanceado, a cada refeição ou lanche, de energia (carboidratos), de construção celular (proteínas) e de construção hormonal (lipídios = óleos nutricionais).

Infelizmente, a sociedade moderna exagera no consumo dos carboidratos, principalmente os menos saudáveis, como o açúcar e os produtos refinados, industrializados, aditivados e muito processados, esquecendo-se:

- dos carboidratos saudáveis, que são as frutas, verduras, raízes, hortaliças e leguminosas.
- do consumo de proteínas saudáveis e das melhores composições protéicas, motivo principal da construção deste livro.
- da existência e do valor dos alimentos ricos em óleos nutricionais, que são as sementes oleaginosas e a soja.

As proteínas de origem animal, reconhecidamente consideradas maléficas à saúde humana, além de levantar questões de ordem filosófica, são inegavelmente portadoras de elevada carga de substâncias tóxicas produzidas pelo próprio animal no momento de sua morte. Tal fonte protéica necessita de condições muito agressivas para sua completa digestão, porque todo o trabalho enzimático de quebra da cadeia protéica em aminoácidos ocorre em meio clorídrico, e portanto elevadamente ácido. Para complicar, as proteínas de origem animal estão sempre associadas (com exceção do peixe) a um elevado teor de gordura saturada, sabidamente nefasta à saúde humana.

Uma alimentação saudável precisa, necessariamente, passar pela busca de opções de alimentos ricos em proteína vegetal e de suas melhores composições com outros alimentos naturais.

Neste livro, você vai encontrar informação consistente e farta sobre como utilizar a soja e seus derivados, como base de decisões conscientes das diferentes possibilidades de composição de uma alimentação saudável.

CAPÍTULO I

A HISTÓRIA DA SOJA

Evidências históricas e geográficas indicam que a soja teve sua origem e início da domesticação no século XI a.C. no norte da China, vale do rio Amarelo, que é o berço da civilização chinesa. A menção mais antiga sobre a soja aparece em um livro de Medicina escrito pelo imperador Shen Nung, publicado entre os anos de 2838 a 2383 a.C. Mas, apesar de essa referência ser muito antiga, a soja só foi apropriada ao cultivo com êxito entre os séculos XII e XI a.C., durante a dinastia Shang (de 1500 a 1027 a.C.).

A partir do norte da China, a soja expandiu-se lentamente para o sul da China, Coréia, Japão e sudeste da Ásia. Com a agricultura chinesa, na época muito tímida, a soja só chegou à Coréia e desta ao Japão no período que vai de 200 a.C. até o século III d.C. No Ocidente, a soja só chegou no período entre o final do século XV e o início do século XVI, com a chegada de navios europeus procedentes da Ásia. Contudo, permaneceu como curiosidade botânica até o início do século XIX.

Nos EUA, data de 1804 a primeira menção à soja. A partir de 1880, ela adquiriu importância nos EUA como planta forrageira. Em 1920, a área destinada à produção de grãos era de 76 mil hectares, e a destinada à produção de forragem, pastagem e silagem chegava a 300 mil hectares, justificados por sua alta capacidade de rendimento e facilidade de colheita mecânica. A partir de 1934, a política governamental americana de restrição à produção de milho e algodão provocou um grande incentivo à expansão da produção de soja naquele país.

No Brasil, a soja parece ter sido primeiramente introduzida na Bahia, em 1882. Em 1908, chegou a São Paulo trazida por imigrantes japoneses, e, em 1914, foi introduzida no Rio Grande do Sul, Estado em que a soja começou a ser cultivada em larga escala. O município de Santa Rosa foi o pólo de disseminação dessa cultura, que inicialmente expandiu-se pela região das missões. Em meados dos anos 1930, essa era a região produtora de soja.

Inicialmente, a soja brasileira era direcionada à alimentação de suínos, como complemento protéico da dieta à base de milho, abóbora e mandioca. Foi também bastante utilizada como fonte de nitrogênio em adubação verde. Em 1958, foi instalada a primeira indústria de soja no Rio Grande do Sul, mas o grande impulso de sua cultura só foi dado nos anos 1960. Na década de 1950, o governo federal deu grande incentivo ao cultivo do trigo, e a cultura da soja foi beneficiada por fazer o rodízio com a cultura do trigo, por sua facilidade de cultivo e colheita, e por usar basicamente os mesmos equipamentos destinados ao trigo. Surgia a dobradinha trigo-soja.

Do Rio Grande do Sul, a soja expandiu-se para o restante do país, inicialmente para Santa Catarina, depois para o Paraná, Minas Gerais e Centro-Oeste. Com isso, a produção brasileira – que era de 0,5% da produção mundial em 1954 – passou a 16% da produção mundial em 1976, e hoje o Brasil produz cerca de 26% da soja mundial, sendo o segundo maior produtor do mundo e um grande esteio alimentar do planeta. Os agricultores brasileiros têm mostrado muita competência em adaptar a cultura da soja às várias regiões do país e expandir sem cessar as lavouras. A mesma dedicação, porém, não foi dirigida para conquistar os consumidores e aumentar o uso do grão como alimento. Da produção brasileira, apenas 3%, em média são destinados ao consumo humano. A maior parte da volumosa colheita é exportada, utilizada para produção de óleo e para a alimentação de animais.

Nos anos 1980, houve uma tentativa fracassada dos órgãos governamentais de incentivar o brasileiro ao consumo da soja. Infelizmente, a inexperiência com as dificuldades do seu sabor, de pouco agradável a insípido, mais a divulgação ineficiente dos melhores trabalhos sobre esse assunto acabaram por criar uma resistência da população a tudo o que se referia à soja.

Hoje, com a Embrapa Soja e seus 30 anos dedicados aos estudos científicos, aliados às muitas pesquisas internacionais e à insistência dos naturalistas na valorização desse alimento, a soja e seus derivados estão voltando ao cardápio dos brasileiros. A Embrapa Soja desenvolve, desde 1987, um programa de incentivo ao consumo da soja por meio da elaboração e divulgação de novos conceitos e receitas em livros, site, cursos e palestras, visando a disseminação de técnicas adequadas de preparo. A visão do produtor de soja ainda é pela produtividade por hectare, não se preocupando o suficiente com variedades mais interessantes ao consumo humano. Entretanto, a cada ano surgem novos cultivares de soja, com sabores cada vez mais suaves, de mais fácil preparo e com composições nutricionais mais terapêuticas, que atraem produtores mais visionários.

De qualquer maneira, a soja é de fundamental importância econômica para o Brasil, pois responde por 36% de todo alimento exportado pelo país. Vale lembrar que Brasil, Argentina e Estados Unidos são responsáveis, em conjunto, por cerca de 80% da produção mundial desse valioso grão.

CAPÍTULO II

O QUE É A SOJA

A soja pertence à família das leguminosas, ou seja, dos feijões, da lentilha, da ervilha e do grão-de-bico. Entretanto, ela destaca-se por ser muito rica em proteínas, lipídios (fração oleosa), fibras e sais minerais, como também em vitaminas do complexo B, raramente presentes em alimentos de origem vegetal. É uma planta da família *Papilionoideae*, gênero *Glycine*, que varia de 60 centímetros a 1,5 metro de altura, herbácea e anual. Os frutos são as vagens achatadas, curtas, de cor amarelo-palha, cinzenta ou preta, que encerram de duas a cinco sementes, que são, geralmente, elípticas e achatadas, de cor amarela, verde ou preta, dependendo da variedade cultivada.

Seu sistema radicular consta de uma raiz principal pivotante, com ramificações ricas em nódulos de bactérias fixadoras de nitrogênio atmosférico, motivo pelo qual a soja é uma planta apropriada também à recuperação de solos fracos. Por isso, no Brasil, está sendo muito usada para a recuperação de cerrados. Os grãos da soja são utilizados para muitos fins; porém, a maior importância da soja no Brasil ainda é para a produção de grandes volumes de farelo para as rações animais e de óleo para a alimentação humana. Porém, nas últimas décadas, a soja e seus derivados tornaram-se mais conhecidos pelo mundo ocidental, sendo o consumo humano incentivado por seu reconhecimento como um alimento funcional.

Deve-se saber, no entanto, que nenhum alimento por si só pode ser considerado completo, pois jamais possuirá toda a variedade de nutrientes de que necessitamos diariamente. Nada é mais sensato que o hábito da diversidade alimentar. Assim, pode-se concluir que a soja e seus derivados devem ser incluídos na alimentação não somente por suas vantagens funcionais, mas principalmente pelo fato de serem mais uma opção de alimento rico em diversos nutrientes importantes para a saúde humana e que contribuem para a diversificação da alimentação diária de vegetarianos ou não.

Tabela A – Comparação do teor de macronutrientes de diferentes representantes das leguminosas

Alimento	Proteínas (g/100g)	Lipídios (g/100g)	Carboidratos (g/100g)
Soja comum	40	20	30
Feijão preto	20	1	63
Ervilha	20,7	1,4	56,4
Lentilha	24	1,8	56

A soja é uma leguminosa que se diferencia das demais por apresentar elevado teor de proteína, óleos nutricionais e fibras. Portanto, é prioritário divulgar o uso correto e consciente da soja, popularizando esse alimento que é exótico ao paladar dos brasileiros, por ser originário do Oriente, onde costuma ser consumido diariamente, principalmente pelos chineses e japoneses, na forma de leite, papas, queijo, ervilha fresca, fermentados, etc. Ervilha fresca, brotos, leite, queijo (tofu), carne (PTS: proteína texturizada de soja), farinha, isolados protéicos, fermentados e todos os seus demais derivados permitem inúmeras formas de preparo e de consumo.

Um quilo de soja (grão seco) equivale, em teor de proteínas, a 60 ovos ou a 2 quilos de qualquer outro feijão, ou a 2,2 quilos de carne bovina, ou a 10 litros de leite de vaca, ou a 1,5 quilo de queijo. Portanto, a soja possui mais proteína que a carne bovina e, além disso, apresenta sobre todas as carnes as seguintes vantagens:

- Menor demanda de ácido clorídrico para a sua digestão, facilitando a assimilação dos nutrientes e reduzindo riscos de danos às paredes dos órgãos digestores.
- Gera menos toxinas durante sua digestão.
- Não excita os centros nervosos.
- Não aumenta a pressão sanguínea.
- Não contém as toxinas naturalmente contidas nas carnes, geradas durante o abate dos animais.
- Possui cinco vezes mais sais minerais, e duas vezes mais ácido fosfórico que a carne.

CAPÍTULO III

OS PRINCIPAIS COMPONENTES DA SOJA

A soja é uma fonte protéica importante para o ser humano. Mas é como alimento saudável, considerado terapêutico na redução dos riscos de doenças crônicas e degenerativas, que a soja se caracteriza como um importante alimento funcional.

Saber um pouco sobre os principais componentes da soja facilita o entendimento de como esse alimento influencia na saúde humana, que é o tema do próximo capítulo. Na semente da soja pronta para o consumo existe:

- Elevado teor de proteínas (cerca de 40%) com alto valor biológico, importantes na construção e na manutenção óssea e muscular.
- Baixo teor de açúcares e ausência de amido, constituindo um alimento ideal para nutrir obesos, diabéticos e hipoglicêmicos.
- Cerca de 7% de oligossacarídeos, substâncias que promovem renovação e fortalecimento da flora intestinal, prevenindo e tratando a constipação e o câncer de cólon.
- Elevado teor de fibras (cerca de 18%), que ajudam na excreção de toxinas e na prevenção de doenças.

- Óleos nutricionais mono e poliinsaturados que, juntamente com a lecitina da soja, ajudam a construir vasos, veias e artérias mais porosas e flexíveis, prevenindo e tratando doenças cardiovasculares.
- Vitamina E e vitaminas do complexo B, além de minerais como cálcio, ferro e zinco, substâncias indispensáveis para todas as funções do corpo humano.
- Ácido fítico (1,5%), um antioxidante específico e um agente anticarcinogênico.
- Isoflavonas, substâncias classificadas como fitoestrógenos, capazes de prevenir o aparecimento de vários tipos de câncer, tratar desequilíbrios hormonais e problemas cardiovasculares.

Tabela B – Composição média dos macronutrientes da soja

Componentes (%)	Soja em grãos		
	crua	cozida	torrada
Água (original)	8,5	62,6	2,0
Proteína	40	18,2	38,6
Lipídios	20	9,0	25,4
Carboidratos	30	9,9	33,6
Fibra bruta	5,0	2,0	4,6

A proteína da soja

O conteúdo de proteínas dos grãos de soja pode variar, mas geralmente situa-se entre 38 e 42% na semente seca. Proteínas são nutricionalmente classificadas como macronutrientes, responsáveis pela geração, após o processo enzimático de digestão, dos aminoácidos. Os aminoácidos são os tijolos para o crescimento e a manutenção do corpo, para a construção da massa muscular, dos componentes do sangue, da linfa com seus anticorpos, das lipoproteínas do cérebro, das enzimas, etc.

Dos 20 tipos de aminoácidos necessários ao nosso organismo, 11 tipos são produzidos em quantidades suficientes de forma autônoma pelo corpo humano, sendo conhecidos como aminoácidos não essenciais. Os outros nove tipos, conhecidos como aminoácidos essenciais, o organismo humano não sintetiza e, por isso, devem ser supridos por uma alimentação consciente. Sem a ingestão diária desses aminoácidos essenciais, a velocidade de formação de novas células diminui e, em casos extremos, cessa por completo, resultando em desnutrição.

Algumas das proteínas da soja, após passarem pela ação enzimática, geram polipeptídios, ou seja, proteínas "menores", de baixo peso molecular. Tais compostos podem ser considerados como funcionais, porque inibem a reabsorção do colesterol no intestino grosso, inibem a ação da enzima angiotensina convertase, reduzindo, assim, a pressão sanguínea, e aumentando o catabolismo (quebra) das gorduras em geral.

As proteínas da soja, embora superiores à maioria das proteínas de outros vegetais, ainda são inferiores às proteínas do ovo, consideradas como a referência de composição ideal dos aminoácidos essenciais. A soja, como todas as leguminosas em geral, apresenta baixo teor dos aminoácidos triptofano e lisina. Mas essa limitação é facilmente contornada pela combinação com cereais integrais como arroz, trigo, milho, centeio e cevada, pois esses alimentos, diferentemente das leguminosas, apresentam tais aminoácidos em quantidades adequadas. Por outro lado, a proteína da soja, por ser de origem vegetal, necessita de menor demanda de ácido clorídrico para a sua digestão, facilitando a assimilação dos vários nutrientes da massa alimentar, e reduzindo a possibilidade de lesões ou inflamações da pele e das mucosas.

Como desdobramento dessa maior assimilação dos nutrientes, a qualidade da proteína é um dos fatores que aumentam a perda de cálcio pela urina. Observe-se o fato de que em países em que o consumo de proteína animal é mais elevado, o índice de fraturas também é maior (veja a seguir).

Outro aspecto que valoriza a soja como fonte protéica na alimentação humana é que, segundo o professor Jaime Bruning, em seu livro *A saúde brota da natureza*, a soja, apesar de ser uma leguminosa muito rica em proteína, não contém compostos purínicos, que são os responsáveis pela formação do ácido úrico no organismo. Assim, ela é recomendada como alimento dietético em casos de artrite e gota. Portanto, integrando o fato de a soja ser uma fonte de proteína vegetal, que agrega valores multinutricionais, e também de ser a fonte protéica mais barata e disponível no planeta, pode ser considerada uma das melhores armas na prevenção e no tratamento da desnutrição, principalmente nas regiões carentes do planeta, e de várias doenças que assolam a sociedade moderna.

Os carboidratos da soja

Carboidratos são macronutrientes cuja função metabólica é gerar energia, pois, quando passam pelo processo digestivo, liberam para a corrente sanguínea moléculas de glicose, que é o combustível do ser humano. Curiosamente, a soja comercial, apesar de conter cerca de 30% de carboidratos totais, não pode ser considerada como um alimento que favoreça a geração de glicemia, que é o excesso de glicose no sangue, pois a soja é isenta de amidos e contém baixo teor de sacarose (5%), que são os carboidratos de rápida transformação em glicose.

Os demais carboidratos da soja, que são a maioria (25%), são os oligossacarídeos (7%), que são metabolizados por bactérias no lúmen intestinal, e as fibras (18%), carboidratos que não são alterados pelo processo digestivo, ou seja, não geram a formação da glicose ou energia. Os oligossacarídeos rafinose e estaquiose não são digeridos pelo suco digestivo humano, mas consumidos preferencialmente no cólon por bifidobactérias (*Bacillus bifidus*), bactérias intestinais benéficas. Com esse processo, ocorre um aumento da população dessas bactérias no cólon, em detrimento de bactérias putrefativas, o que, conseqüentemente, reduz a formação de produtos tóxicos da fermentação. Dessa forma, interrompe-se a agressão freqüente que os produtos tóxicos da fermentação e outros agentes carcinogênicos (por exemplo, os nitritos) causam às paredes do cólon, prevenindo e tratando o câncer de cólon.

Tabela C – Os carboidratos da soja

Componentes	Quantidade (%)	Classificação
Sacarose + traços de frutose	8,5	Dissacarídeos
Amido ou féculas	18,2	Polissacarídeos
Rafinose	20	Oligossacarídeos
Estaquiose	30	Oligossacarídeos
Fibra insolúvel	5,0	Fibras
Fibra solúvel	3	Fibras
Carboidratos totais	~30	

Outros benefícios dos oligossacarídeos:

- Prevenção contra a constipação, principalmente a dos idosos.
- Proteção do fígado pela redução de metabólitos tóxicos.
- Redução do colesterol.
- Redução da pressão sanguínea.
- Produção de nutrientes (vitaminas B1, B2, B6, B12, ácido nicotínico e ácido fólico).
- Melhor tolerância à lactose.
- Melhor absorção e digestão do cálcio.

As fibras da soja

Fibras são todos os polissacarídeos vegetais – celulose, hemicelulose, pectinas, lignina, gomas e mucilagens – que não são hidrolisados até a obtenção de glicose pelas enzimas do sistema digestório humano. Todos os alimentos de origem vegetal contêm variados teores de fibras alimentares. E aí começam as vantagens do consumo desses alimentos, porque as fibras são um paradoxo: não alimentam mas são essenciais à saúde.

Existem dois tipos de fibras: as solúveis em água (hidrossolúveis) e as insolúveis em água. As fibras hidrossolúveis são as pectinas, gomas, mucilagens e algumas hemiceluloses. Elas retardam o esvaziamento gástrico e o tempo de trânsito intestinal, e absorvem a glicose e o colesterol, dificultando sua liberação na corrente sanguínea. As fibras insolúveis em água são celulose, lignina e hemicelulose. São pouco fermentáveis, apresentam um efeito esponja no trato gastrointestinal, conferindo maior volume e fluidez ao bolo fecal, reduzindo o tempo do trânsito intestinal.

A indicação é o consumo de ambos os tipos de fibras, solúveis e insolúveis, que, por mecanismos diferentes e integrados, regulam o tempo de trânsito intestinal, aumentam o volume das evacuações, auxiliam no controle da glicemia e na redução dos triglicerídeos e do colesterol sanguíneo, e ajudam no tratamento da obesidade. As fibras alimentares são conhecidas por seus efeitos benéficos na prevenção e tratamento de várias doenças, como *diabetes melitus*, aterosclerose, câncer de cólon, constipação, síndrome do intestino curto e a doença diverticular do cólon.

O Instituto Nacional do Câncer dos EUA recomenda o consumo de 25 a 30 gramas de fibras por dia. Como pode ser observado na tabela a seguir, a soja é uma excelente fonte de fibras, tanto insolúveis (15%) quanto hidrossolúveis (3%). Alimentos feitos com soja integral, como a massa básica, farinha (*kinako*), *okara* e *tempeh* são todos ricos em fibras. No entanto, alguns alimentos derivados da soja como o tofu e o leite de soja perdem suas fibras durante o processamento.

Tabela D – Teor de fibras nos derivados da soja

Alimento	Quantidade de fibra (g/100 g)
Soja cozida	2,0
Kinako	4,6
Okara	4,1
PTS	3,8
Tempeh	3,0
Missô	2,5

Os lipídios da soja

Lipídios são substâncias que, ao serem hidrolisadas pelo processo digestivo, fornecem ácidos graxos, que podem ser líquidos ou sólidos na temperatura ambiente. Os lipídios da soja são sua fração oleosa, que, conforme pode ser observado na tabela a seguir, comparada a das demais leguminosas, é bastante elevada. Os óleos são líquidos e tipicamente são encontrados nos alimentos de origem vegetal (exceção para os óleos de peixe). São reconhecidamente mais saudáveis, porque neles predominam os ácidos graxos mono e poliinsaturados (família dos ômegas) e ainda são isentos de colesterol. As gorduras, sólidas ou semi-sólidas na temperatura ambiente, costumam ser de origem animal (exceção às gorduras do coco e do dendê). São reconhecidas como maléficas à saúde humana porque nelas predominam os ácidos graxos saturados.

Tabela E – Composição de ácidos graxos nas sementes (%)

Semente	Linolênico (LNA)	Linoléico (LA)	Mono-insaturado	Saturado (ruim)
Linhaça	58	14	19	9
Soja	9	50	26	15
Girassol	-	65	23	12
Milho	-	59	24	17
Azeite	-	8	76	16
Castanha-do-pará	-	6	12	12
Noz	-	0	0	0
Castanha-de-caju	-	0	0	0

O organismo humano é capaz de sintetizar todos os ácidos graxos de que necessita, exceto os poliinsaturados linoléico (LA) e linolênico (LNA), que devem estar presentes na alimentação balanceada, e são chamados, portanto, de ácidos graxos essenciais. Sua carência nutricional pode provocar problemas graves como:

- **Deficiência de ácido linolênico (LNA)** – causa retardo no crescimento, fraqueza, debilidade da visão e do aprendizado, baixa coordenação motora, formigamento de braços e pernas e alterações de comportamento.
- **Deficiência do ácido linoléico (LA)** – causa eczema, erupções de pele, perda de cabelo, degeneração dos rins, perda excessiva de líquidos pela pele acompanhada de sede, ressecamento das glândulas, susceptibilidade a infecções, difícil cicatrização, esterilidade masculina, aborto, artrite, problemas de coração e circulatórios e retardo no crescimento. A ausência prolongada na dieta pode ser fatal.

Os ácidos graxos essenciais fazem parte da estrutura da membrana de todas as células do organismo. São responsáveis pela fluidez e porosidade das membranas saudáveis, enquanto os ácidos graxos saturados fazem com que as membranas fiquem mais rígidas e menos porosas. Células que possuem membranas fluidas permitem o livre intercâmbio do caldo nutricional e energético. Na deficiência de ácidos graxos essenciais, as células apresentam membranas semi-rígidas e pouco porosas, comprometendo negativamente todas as funções metabólicas.

O fitosteróis da soja

Também conhecidos como esteróis vegetais, são compostos naturalmente presentes na fração oleosa de sementes como as de girassol e os grãos de soja. O óleo de soja contém de 0,15% a 0,7% de fitosteróis, e o grão de soja contém a quinta parte desses valores. Para os vegetais, os fitosteróis possuem uma função semelhante à do colesterol para os seres humanos, que é a manutenção da flexibilidade e da porosidade das membranas celulares.

Estudos clínicos mostram que os fitosteróis, se consumidos regularmente, reduzem os níveis de colesterol, diminuindo a fração LDL do colesterol (colesterol ruim), sem alterar o colesterol HDL (colesterol bom). Por causa da baixa absorção intestinal, os fitosteróis deslocam o colesterol para fora do intestino, minimizando sua absorção.

Os fitosteróis também inibem a ação de ácidos biliares, diminuindo a velocidade de proliferação de células tumorais, reduzindo processos inflamatórios e inibindo a agregação plaquetária.

A lecitina e os fosfolipídios da soja

Os fosfolipídios estão presentes na fração oleosa das sementes de soja e são basicamente a lecitina, a cefalina e o fosfatidil-inositol, que, juntos, perfazem até 3,5% do grão de soja. Mas predomina a lecitina, que se apresenta com 2 a 2,5%, sendo a soja o alimento de origem vegetal mais rico nesse componente.

Os fosfolipídios têm, por sua constituição química, forte ação detergente, o que lhes confere o papel de um excelente coadjuvante para a boa preservação das artérias, veias e vasos, tratando todo o sistema cardiovascular, reduzindo os níveis de triglicérides e de colesterol LDL, aumentando os níveis de colesterol HDL e prevenindo a deposição de colesterol nas paredes internas de veias e artérias.

Os fosfolipídios cumprem também ação reparadora nos danos causados nas membranas celulares, prevenindo e retardando o envelhecimento celular. São altamente benéficos na recuperação da estrutura dos nervos. O suprimento adequado de fosfolipídios na dieta favorece o aumento da atividade das células do cérebro, melhorando a memória e todas as funções cerebrais.

É importante lembrar que o óleo de soja com tais qualidades nutricionais é aquele que está *in natura* na semente ou foi obtido pelo processo de extração a frio. O óleo de soja comercial que passou por processos industriais de extração de solventes, clarificação, neutralização, etc., já está isento da integridade de algumas de suas qualidades funcionais.

As saponinas da soja

As saponinas são glicosídeos descritos como triterpenos, presentes em numerosas plantas, e se caracterizam pelo sabor amargo e pela capacidade de formar espuma quando em soluções aquosas, porque são tensoativos naturais. O teor de saponinas no grão de soja varia de 0,5 a 0,6%.

Elas são consideradas como substâncias funcionais da soja porque aumentam a absorção e a utilização de certos minerais – inclusive o silício –, possuem ação antioxidante, combatendo o excesso de radicais livres, favorecem o aumento do fluxo sanguíneo, fortalecem o sistema imunológico, aumentam a atividade das células NK (*natural killer*, células que exterminam os invasores, sejam microrganismos ou células mutantes) e inibem a proliferação de células tumorais, principalmente no cólon e no fígado.

O ácido fítico da soja

O ácido fítico é a forma de armazenamento de fósforo nos vegetais, encontrando-se geralmente em alimentos ricos em fibra, presente na soja em quantidades entre 1 e 2%. Embora o ácido fítico seja famoso por seqüestrar minerais como cálcio, zinco e ferro, impedindo sua plena assimilação pelo organismo (veja no capítulo *Entendendo as críticas sobre a soja*), esse composto também tem importante papel na redução do risco de câncer de cólon e de mama, e na prevenção de doenças cardiovasculares por causa de seu efeito de reduzir as taxas de colesterol, de ser antioxidante e de controlar a diabete.

Apesar de inicialmente ser considerado um fator antinutricional, a partir da década de 1990 inúmeros estudos científicos têm mostrado que o ácido fítico também pode ser considerado como substância funcional para a saúde humana. O primeiro aspecto positivo do ácido fítico é que ele atua como um antioxidante específico. Isso é muito importante, porque já se sabe que existem diversos tipos de radicais livres, e que são necessários diferentes tipos de antioxidantes (cada um com sua especificidade) para combatê-los. Portanto, estamos longe de neutralizá-los de forma correta se utilizarmos somente os antioxidantes tradicionais, como a vitamina C, a vitamina E, os licopenos e os carotenos.

Com ação anticarcinogênica, o ácido fítico reduz a multiplicação celular, ajudando na prevenção e no tratamento do câncer. Ele aumenta a força de ataque das células NK, importantes no controle das células mutantes do câncer. E mais: em estudos realizados *in vitro*, o ácido fítico promoveu a reversão ao fenótipo normal de alguns tipos de células malignas.

Tabela F – Ácido fítico (fitatos) em alguns alimentos

Alimento	Quantidade (%)
Soja	1,5
Trigo	1,1
Germe de trigo	4,8
Milho	0,9
Feijão	2,5
Amendoim	1,9
Farelo de arroz	4,5
Carne de soja (PTS)	1,5
Farinha sem gordura de soja	538
Tofu	1,5 - 1,7
Tempeh	1,1

Os isoflavonóides da soja

Os isoflavonóides são compostos pertencentes ao grupo dos flavonóides, e os mais comuns na soja são as isoflavonas genistina, daidzina e glicitina, como também a genisteína, daidzeína e gliciteína.

As concentrações dessas isoflavonas na soja dependem de variedade, local e ano de semeadura. A temperatura durante o crescimento dos grãos é um dos fatores determinantes, motivo pelo qual as regiões brasileiras em que as temperaturas são mais baixas (menos de 24°C) podem ser as mais recomendadas para a produção de soja com essa finalidade terapêutica.

Os isoflavonóides chamam a atenção por suas propriedades estrogênicas, motivo pelo qual são classificados como fitoestrógenos moderados, porque sua ação é de dez mil a cem mil vezes mais fraca que a dos hormônios estrogênicos naturais e sintéticos. Portanto, os níveis reduzidos desses compostos na soja e em seus derivados não são suficientes para causar efeitos fisiológicos adversos na saúde humana; ao contrário, previnem e tratam as seguintes dificuldades: câncer de mama, de próstata, gástrico e intestinal; sintomas da pré e pós-menopausa (climatério); doenças cardiovasculares; osteoporose.

Tabela G – Teor de isoflavonas em derivados da soja

Alimento	Teor de isoflavonas total (μg/ base seca)
Soja em grão	2.329
Broto de soja	19.131
Soja hortaliça	562
PTS	2.963
Kinako	2.438
Leite de soja	95 - 143
Tofu	239 - 251
Missô	228
Tempeh	538

As vitaminas da soja

As vitaminas são componentes orgânicos indispensáveis para certas funções do organismo, e não são, em sua maioria, sintetizadas pelas células humanas, tendo de ser obtidas principalmente dos alimentos. Em sua deficiência, surgem as chamadas doenças da carência, as avitaminoses.

Responsáveis pela manutenção do metabolismo, as vitaminas são distribuídas em dois grandes grupos que determinam sua estabilidade, ocorrência nos alimentos, distribuição nos líquidos corporais e capacidade das suas reservas nos tecidos corporais. Algumas vitaminas são hidrossolúveis (solúveis em água), enquanto outras só se dissolvem em gorduras, as lipossolúveis.

A soja apresenta em sua composição teor expressivo da vitamina E (tocoferol), um reconhecido antioxidante. Mas a presença de várias das vitaminas do complexo B faz da soja, mais uma vez, um alimento especial, porque não é comum que alimentos de origem vegetal contenham essa classe de vitaminas. Entretanto, no cômputo geral, muitas das vitaminas da soja são termo-sensíveis, ou seja, parcialmente destruídas durante seu cozimento ou torrefação. Por esse motivo, a soja, que precisa ser cozida ou torrada para ser consumida, deve ser acompanhada de cereais integrais, frutas, legumes e hortaliças, para tornar as receitas ainda mais enriquecidas de vitaminas.

Tabela H – Principais vitaminas na soja

Vitaminas	Quantidade em 100 g de grãos		
	crus	cozidos	torrados
Lipossolúveis Vitamina E (mg)	-	-	20
Hidrossolúveis B1 –Tiamina (mg)	0,95	0,43	0,10
B2 – Riboflavina (mg)	0,95	0, 78	0,15
B3 – Niacina (mg)	1,77	1,07	1,44
B6 – Piridoxina (mg)	0,42	0,61	0,21
Ácido fólico (μg)	410	144	215

Vitaminas presentes na soja

Vitamina E (tocoferol): É um antioxidante que protege as células do organismo contra danos causados por compostos químicos reativos conhecidos como radicais livres.

Vitamina B1 (tiamina): Melhora a circulação, ajuda na produção do ácido clorídrico, na formação do sangue e no metabolismo dos carboidratos. Estimula o crescimento e a capacidade de aprendizado, e é necessária para a tonicidade muscular normal dos intestinos, estômago e coração.

Vitamina B2 (riboflavina): É necessária para a formação das hemácias, produção de anticorpos, respiração celular e crescimento. Alivia a fadiga ocular (vista cansada) e é importante na prevenção e no tratamento da catarata. Ajuda no metabolismo dos carboidratos, gorduras e proteínas.

Vitamina B3 (niacina): Ajuda no funcionamento do sistema nervoso, no metabolismo de carboidratos, lipídios e proteínas e na produção de ácido clorídrico para o sistema digestivo. Reduz o colesterol e melhora a circulação, além de ser eficaz no tratamento da esquizofrenia e de outras doenças mentais.

Vitamina B6 (piridoxina): Participa de mais funções orgânicas do que qualquer outro nutriente isolado. Afeta tanto a saúde física quanto a mental. É benéfica para quem sofre de retenção de líquidos.

Ácido fólico: Como o organismo não consegue armazená-lo por muito tempo, é preciso repô-lo diariamente. É um nutriente vital utilizado para fabricar células sanguíneas, curar ferimentos e na produção dos músculos. É fundamental para a formação do DNA e do RNA, e garante que as células se dupliquem normalmente. Ajuda a produzir substâncias químicas essenciais para o cérebro e para o sistema nervoso.

Os minerais da soja

A soja contém cerca de 5% de minerais, uma porcentagem elevada, maior que a de outros alimentos importantes:

- 7 vezes mais que no leite de vaca
- 5 vezes mais que na carne bovina
- 3 vezes mais que nas farinhas de cereais e nos legumes
- 2 vezes mais que nas demais sementes de leguminosas

Os minerais desempenham várias funções: regulação da atividade das enzimas, manutenção do equilíbrio de pH, manutenção da pressão osmótica, atuação no transporte de componentes essenciais através das membranas celulares, e como constituinte estrutural de certos tecidos, como os ossos.

Tabela I – Teor de minerais presentes na soja

Minerais (mg)	Quantidade em 100 g de grãos		
	crua	cozida	torrada
Cálcio	303	273	141
Ferro	17,15	13,74	4,00
Zinco	5,34	3,07	3,20

CAPÍTULO IV

A SOJA NA SAÚDE

Não existe a pretensão de que a soja substitua integralmente outros alimentos ou que seja exclusiva na despensa. Mas é inegável que seu alto valor protéico e nutricional deve ser aproveitado no preparo com outros alimentos. Diversos estudos científicos revelam que a soja e seus derivados ajudam a prevenir doenças crônicas e degenerativas, como a osteoporose, o câncer de mama, de cólon, de próstata, de pulmão e de esôfago, e a atenuar os sintomas da menopausa e da tensão pré-menstrual.

Em 1999, o FDA (Food and Drug Administration) apresentou documentação que revela que o consumo de 25 gramas de proteína de soja por dia pode prevenir doenças cardíacas e reduzir os níveis de colesterol no sangue. Não há dúvidas de que a soja é um alimento extremamente saudável, mas que ainda não ganhou o merecido espaço. Alguns se queixam de seu sabor, mas convém dizer que já existem variedades mais saborosas e adaptadas ao consumo humano, além do que, quando devidamente preparada, resulta em pratos deliciosos.

Em que pese essa significativa importância, existem questionamentos sobre seu consumo indiscriminado, porque ela tem aspectos sobre sua composição e forma adequada de cozimento que devem ser observados para ser usada como fonte segura de saúde. Tudo isso está abordado com profundidade no capítulo VI.

Em resumo, as vantagens da soja e sua influência na saúde humana são:

- É um dos alimentos de origem vegetal que apresentam o maior teor de proteínas, contendo quase todos os aminoácidos essenciais de que o corpo humano necessita para construir e renovar células. Consumida em conjunto com cereais integrais, substitui as proteínas de origem animal com inúmeras vantagens.
- É uma fonte de proteína que não contém compostos purínicos, que são os responsáveis pela formação do ácido úrico no organismo. Assim, é muito recomendada como alimento na dieta de doenças como artrite e gota.
- Por ser fonte de proteína vegetal, não causa lesões ou inflamações da pele e mucosas, mesmo em pessoas sujeitas a alergias de fundo hepático.
- Contém tiamina, niacina e riboflavina, fatores do complexo vitamínico B, raros em alimentos de origem vegetal, mas essenciais para o desenvolvimento e manutenção de nervos e pele.
- Na germinação do grão, obtém-se os brotos de soja, que possuem elevado teor de vitamina C e isoflavonas.
- Contém isoflavonas, fitoestrógenos moderados e repositores hormonais naturais que previnem os cânceres de próstata, de ovários e de mama, problemas cardiovasculares e osteoporose.

- Contém fitatos que, desde a década de 1990, foram reconhecidos por sua ação antioxidante sobre os radicais livres, protegendo o organismo contra danos celulares, combatendo o envelhecimento das células, órgãos e sistemas, principalmente o cardiovascular.
- Atua positivamente nas doenças causadas por fungos, como micoses e candidíase.
- Por causa de seu poder de alcalinizar e fluidificar o sangue, a soja é indicada para pessoas em convalescença, com baixa resistência a enfermidades e em processos degenerativos do fígado, rins e/ou artérias.
- Por seu baixo índice glicêmico, seu elevado teor de fibras e a presença da lecitina, é um alimento benéfico para diabéticos, reduzindo, inclusive, as necessidades de insulina.
- Por seu elevado teor de proteínas, óleos nutricionais e lecitina, é indicada para pessoas com subnutrição, baixo desempenho escolar e problemas de memória.
- Por seu elevado teor de fibras e lecitina, é indicada para controlar quadros de colesterol elevado, como também prevenir e tratar problemas cardiovasculares.
- Por seu elevado teor de fibras e oligossacarídeos, é indicada para modificar a flora intestinal, ajudando em casos de colite e de outras afecções crônicas agudas, como as diarréias, a constipação e o câncer do cólon.

Enfim, a soja é inegavelmente um alimento funcional, que nutre e que também previne e trata doenças. Entretanto, existe uma tendência do ser humano de, ao descobrir algo que é saudável, exagerar na dose para compensar o desconhecimento ou a negligência para com a saúde anteriormente praticada. Alimentos funcionais aliados a uma vida saudável previnem deficiências imunológicas, assim como doenças crônicas e degenerativas, promovendo longevidade e qualidade de vida. Portanto, não se trata de consumir determinado alimento funcional com alta freqüência ou em grandes quantidades, mas de consciência, bom senso e motivação correta da decisão por novos hábitos alimentares. Se um remédio exige cuidados na dosagem e posologia, um alimento funcional também.

E mais: a integração da soja e de seus derivados a outros alimentos também saudáveis e complementares é fundamental. Portanto, cereais integrais, como o arroz, trigo, centeio ou milho, frutas, legumes e verduras, preferivelmente frescos e orgânicos, são sempre muito bem-vindos para o bom planejamento e implementação da saúde. O ponto-chave é ingerir suficiente soja de maneira regular. Esse é o aspecto cultural que nos diferencia dos orientais, pois na dieta brasileira praticamente não há o consumo de soja e de seus derivados. Cabe sempre lembrar que a saúde envolve um conjunto de hábitos saudáveis, e que a alimentação é um deles. Uma vida saudável significa nutrir-se bem, respirar bem, hidratar-se bem, ter atividade física moderada e freqüente, e relaxar e praticar o lazer.

O câncer e a soja

Segundo o Instituto Nacional do Câncer dos EUA, um terço das mortes por câncer está ligada a uma dieta inadequada. A alimentação ideal para reduzir o risco de câncer deve ter mais fibras, frutas e vegetais, e menos gordura e proteína animal. A soja e a maioria de seus derivados costumam conter proteína de qualidade ímpar, baixo teor de açúcar, óleo nutricional, fibra em qualidade e proporção adequada, além de uma vasta gama de outros nutrientes importantes.

Estudos indicam que alimentos à base de soja ajudam na prevenção de vários tipos de câncer, como de pulmão, de colo do útero, de intestino, de estômago e de próstata.

Mulheres que consomem regularmente produtos derivados de soja apresentam 54% menos chance de desenvolver câncer de útero. As isoflavonas da soja, classificadas como fitoestrógenos, são apontadas como os principais compostos presentes na soja capazes de prevenir o aparecimento de vários tipos de câncer. Esses fitoestrógenos são encontrados em quantidades significativas na soja e derivados, como o *kinako* e a carne de soja (PTS), variando segundo o processamento de obtenção (ver tabela).

Tabela J – Incidência de câncer de próstata e de mama em países com hábitos alimentares diferentes (por mil habitantes)

País	Câncer de próstata (%)	Câncer de mama (%)
China	1,8	19,1
Japão	6,7	19,7
Índia	8,2	20,8
Finlândia	34,2	44,7
Suécia	45,9	60,7
Basiléia (suíça)	50,1	72,1
EUA	53,4	87,0

É importante ressaltar que a ingestão da farinha de soja é muito mais efetiva e econômica que as onerosas cápsulas isoladas e concentradas de isoflavona, pois a isoflavona apresenta seu melhor desempenho quando integrada à sua proteína e a todos os demais componentes da soja.

Apesar das muitas evidências, a comunidade científica ainda não conseguiu estabelecer com total clareza quais os mecanismos fisiológicos de atuação e ação preventiva que os compostos da soja apresentam. Uma das formas de atuação desses isoflavonóides pode ser a inibição do crescimento e disseminação de muitos tipos de células tumorais. Todo estrógeno precisa ligar-se a um receptor para poder funcionar. É como um sistema chave-fechadura. A chave é o estrogênio e a fechadura é o receptor, ou seja, uma estrutura formada por proteínas (no DNA), que estão presentes em algumas células de órgãos como próstata, útero, ovário e mama, e que são sensíveis a receber a chave (o estrogênio). Porém, se essa chave for muito "forte", como é o caso dos hormônios estrogênicos sintéticos, ela pode danificar a fechadura, ou seja, o DNA, que representa o relógio controlador do correto crescimento e multiplicação celular. Os fitoestrógenos da soja que apresentam ação estrogênica moderada desempenham a função de se encaixar rapidamente nos receptores estrogênicos, bloqueando-os, ou seja, impedindo o acesso dos estrógenos fortes, mas tendo pouco efeito sobre o DNA e sobre o crescimento das células da mama, próstata e outras.

Além das isoflavonas, outras substâncias, também presentes nos grãos da soja, auxiliam na prevenção e controle de alguns tipos de câncer. Dentre esses compostos estão as fibras, os oligossacarídeos, os inibidores de proteases (IT) e as saponinas. A eficácia da soja na prevenção e no tratamento do câncer irá depender do tipo e do local em que ele se manifesta, do agente causal e da fase de desenvolvimento da doença. Assim, é legítimo que ocorram variações na eficácia da resposta ao tratamento alimentar. De qualquer forma, antes que se instale uma doença crônica, a prevenção, com a ingestão diária da soja e de seus derivados, é o melhor tratamento.

O câncer de mama e a soja

Atualmente, tem-se estudado em todo o mundo a ação da proteína da soja sobre a prevenção do câncer de mama, já que as asiáticas, por terem o hábito cultural de consumir soja e derivados diariamente, têm uma chance bem menor de desenvolver esse câncer em relação às mulheres ocidentais. Níveis mais baixos de estrogênio geralmente estão associados à melhor saúde da mama da mulher. Numerosos estudos têm demonstrado que a mulher que ingere produtos da soja com freqüência apresenta níveis mais baixos de estrogênio no sangue, e isso pode estar associado à proteção induzida pela funcionalidade da soja contra o risco do câncer de mama. A principal hipótese que explica tal fenômeno é a presença das isoflavonas da soja, que bloqueiam os efeitos maléficos do estrogênio.

As isoflavonas da soja também apresentam propriedades de diminuir a formação de novos vasos sanguíneos, que é uma condição para que os tumores cresçam e se espalhem. Com a soja evitando a neoformação desses vasos, o câncer não terá nem oxigênio nem suprimento nutritivo adequado para seu pleno desenvolvimento.

O câncer de próstata e a soja

Estudos feitos por pesquisadores do Centro de Câncer Davis, da Universidade da Califórnia, EUA, demonstraram que a genisteína, um isoflavonóide da soja, desacelera o crescimento do câncer de próstata em camundongos, e faz com que as células cancerosas morram. Os pesquisadores acreditam que a preponderância da soja na dieta asiática possa ser uma razão para que os homens asiáticos tenham uma taxa de câncer de próstata menor que a dos homens americanos. Foram identificados os mecanismos pelos quais a genisteína atua no câncer de próstata, e as descobertas são consistentes com outros estudos que envolvem a soja. Entretanto, apesar dos resultados encorajadores, testes com a genisteína em pacientes com câncer ainda são necessários para comprovar sua efetividade em humanos.

O câncer de cólon e a soja

A soja e alguns dos seus derivados são muito ricos em fibras solúveis, insolúveis e oligossacarídeos. Tais compostos (pré-bióticos) são muito benéficos ao pleno funcionamento dos intestinos, conferindo fortalecimento da flora intestinal, maior volume e fluidez fecal, como também menor tempo de trânsito intestinal, reduzindo constipações, agressões e envenenamento das mucosas locais.

Somado a isso, há algumas décadas tem sido enfatizado o efeito protetor da fibra alimentar contra o câncer de cólon e de reto. Esse conceito foi sugerido por Burkitt, em 1971, que relacionou a elevada ingestão de fibras com a baixa incidência desse tipo de câncer entre a população do leste da África. A World Cancer Research Foundation, após desenvolver uma análise que envolveu 129 estudos, e de analisar outros 13 casos-controle, considerou convincente a associação das fibras alimentares à redução do risco de câncer de cólon e reto. Em paralelo, os fitoestrógenos da soja podem interferir direta ou indiretamente na prevenção do câncer, uma vez que participam em diversas etapas do metabolismo, atuando como antioxidantes ou na redução da proliferação de células cancerígenas.

O câncer de pele e a soja

Uma pesquisa realizada na Universidade de Berkeley, EUA, que foi publicado no periódico *Cancer Research* (de 15 de outubro de 2001), mostra que a incidência de câncer de pele em camundongos diminui com a aplicação da lunasina, uma proteína da soja. Havia dois anos, os mesmos pesquisadores descobriram que a injeção do gene da lunasina em células cancerosas em cultura interrompia a divisão celular. Em trabalho mais recente, testaram a possibilidade de a proteína prevenir células normais de se tornarem cancerosas tanto em cultura como em camundongos. A lunasina poderia ser encarada como um agente NK (*natural killer*) que, ao identificar uma célula normal transformando-se, ataca-a e a destrói.

A diabete e a soja

A diabete ocorre quando as células não conseguem obter a glicose (açúcar do sangue) de que elas necessitam para ter energia e sobreviver. Normalmente, a glicose é produzida pela quebra de carboidratos complexos como os dissacarídeos e o amido. As células necessitam de insulina, um hormônio produzido pelo pâncreas para absorver a glicose. Em pessoas diabéticas tipo 2, a insulina está presente no sangue, mas as células não conseguem reconhecê-la, não absorvendo a glicose.

Pesquisas sobre os efeitos da soja na diabete têm demonstrado que o teor de glicose na urina de pessoas diabéticas que consomem soja é menor do que naquelas que não consomem, sinalizando um aumento da habilidade das células para a absorção da glicose. As fibras solúveis fartamente encontradas na soja e em alguns dos seus derivados podem auxiliar na regulagem dos níveis de glicose, porque favorecem a liberação mais lenta e gradual desse açúcar na corrente sanguínea. Estudos revelam que uma dieta rica em fibras e carboidratos específicos pode auxiliar as células a se tornarem capazes de reconhecer a insulina na corrente sanguínea. É importante observar, entretanto, que o conteúdo de fibras pode variar bastante entre os alimentos derivados de soja.

A hipoglicemia e a soja

A hipoglicemia é uma disfunção fisiológica na qual o pâncreas produz insulina com exagero diante do aumento da liberação de glicose na corrente sanguínea. Isso faz com que as células absorvam rapidamente a glicose disponível no sangue, provocando a hipoglicemia, ou seja, uma redução drástica na taxa de glicose no sangue. As conseqüências são fadiga, enjôo e tontura. Estudos revelam que as fibras da soja, juntamente com seus oligossacarídeos, cumprem o benéfico papel de adsorver a glicose gerada durante o processo digestivo, tornando mais lenta e gradual a sua liberação para a corrente sanguínea, evitando assim o excesso de produção de insulina pelo pâncreas e a hipoglicemia.

O colesterol e a soja

Em 1999, o FDA, órgão do governo americano que regulamenta o uso de medicamentos e alimentos, reconheceu que o consumo de alimentos com proteína de soja auxilia no combate ao colesterol, como também na prevenção e tratamento de doenças cardiovasculares. Pesquisas realizadas nos EUA, Europa e Japão têm sinalizado que as proteínas de origem vegetal são mais benéficas à saúde que as de origem animal. Como fator determinante, elas atuam reduzindo o colesterol total e o LDL, o "mau" colesterol. A ingestão diária de 25 gramas de proteína de soja pode reduzir em até 30% os níveis do LDL, ao mesmo tempo em que ocorre um estímulo para a produção do "bom" colesterol, o HDL.

Uma explicação para essa redução pode ser o aumento da excreção de sais biliares pelas fezes, principal forma de eliminação do colesterol, ou pelo aumento do metabolismo do colesterol, para compensar o aumento na eliminação de sais biliares. Além disso, o consumo de proteína de soja diminui a relação insulina versus glucagon, hormônios que estão envolvidos no metabolismo do colesterol.

A soja também é fonte de ácidos graxos mono e poliinsaturados e da lecitina, que favorecem as artérias, veias e vasos, tornando-os mais flexíveis e desobstruídos. Esses ácidos graxos, aliados às isoflavonas, previnem a arteriosclerose e a trombose, que são processos de obstrução das artérias. Um fosfolipídio encontrado em elevada concentração na soja (de 2 a 2,5%), a lecitina é um excelente coadjuvante para a boa preservação das artérias do coração, pois ajuda a reduzir os níveis de colesterol e triglicérides do sangue. As quantidades indicadas na tabela a seguir equivalem a 25 gramas de proteína de soja. O ideal é alternar essas fontes e integrá-las a outros alimentos naturais como frutas, legumes, cereais integrais e verduras.

Tabela K – Quantidade de derivados da soja que contém 25 g de proteína

Alimento	Peso (g)
Grãos cozidos de soja	150
Tofu	300
Farinha de soja	60
PTS	50

Pesquisadores do Wake Forest University Baptist Medical Center, na Carolina do Norte, EUA, verificaram que as pessoas que consomem produtos à base de soja com elevado teor de isoflavonas apresentam uma redução substancial nos níveis do LDL (colesterol ruim) e do colesterol total, em apenas nove semanas. Vale ressaltar que variedades da soja, como também derivados da soja, que contenham baixo teor de isoflavonas não serão tão eficientes nessa capacidade de redução do colesterol. O efeito cardioprotetor das isoflavonas deve-se provavelmente às suas muitas semelhanças químicas e biológicas com o estrógeno dos mamíferos, mas seu mecanismo de atuação ainda não está claro. Entretanto, é certo que as isoflavonas necessitam da proteína de soja para funcionar, já que trabalhos anteriores mostram que sem a proteína de soja presente, o efeito de redução do colesterol não é tão expressivo.

A menopausa, a TPM e a soja

A menopausa e a tensão pré-menstrual (TPM) são características de alterações hormonais, principalmente no nível de estrógeno no sangue. As taxas de estrógeno diminuem durante o ciclo menstrual, causando a famosa TPM. Porém, na menopausa, quando os níveis de estrógeno no corpo diminuem em até 70%, podem ocorrer muitas alterações fisiológicas: dificuldade na regulagem da temperatura do corpo como os suores noturnos e as ondas de calor, ressecamento da pele, ressecamento da vagina, insônia, dores de cabeça, queda de cabelos, irritação, ansiedade e depressão.

Diante desse quadro de desconforto generalizado, acompanhado de apatia e mudanças de humor, muitas optam pela reposição hormonal feita com medicamentos sintéticos. Esse tipo de tratamento aumenta os riscos da mulher de desenvolver um câncer de mama, por exemplo. Estudos recentes sugerem que alimentos à base de soja podem reduzir tais incômodos. Portanto, antes da decisão pela reposição hormonal para combater os sintomas da menopausa, deve ser considerada uma pequena mudança nos hábitos alimentares.

Pesquisadores australianos, após vários estudos, concluíram que as mulheres que consomem diariamente meio copo de farinha de soja (*kinako*), o que equivale a 25 gramas de proteína, apresentaram significativa redução nos sintomas da menopausa. A ingestão da farinha de soja é muito mais efetiva que as cápsulas isoladas e concentradas de isoflavonas, porque esses fitoestrógenos da soja apresentam seu melhor desempenho quando integrados à proteína e a todos os demais componentes da soja. A descoberta explica por que mulheres asiáticas sofrem muito menos com a menopausa. As japonesas, por exemplo, consomem entre 50 e 70 gramas de soja ou derivados por dia. Convém lembrar também que, junto com hábito alimentar do consumo da soja, o oriental ingere mais alimentos integrais, vegetais e peixes.

As isoflavonas, apesar da semelhança com o estrógeno humano ou sintético, apresentam atividade cerca de cem mil vezes mais fraca, não causando a desvantagem de provocar efeitos colaterais.

A osteoporose e a soja

A osteosporose é uma dificuldade na saúde dos ossos, causada pela perda de massa e resistência dos ossos, enfraquecendo-os, tornando-os porosos e mais propensos a fraturas.

Hoje, sabe-se que ela atinge homens e mulheres nas mais diversas idades, mas as principais vítimas são as mulheres na pós-menopausa, pois estão desprotegidas pelo declínio dos níveis de estrógeno, um hormônio que inibe as perdas ósseas. Mas, num processo natural, depois dos 30 anos, os ossos começam a parar de crescer e absorvem menos cálcio.

Entretanto, outros fenômenos também podem acelerar ou pré-dispor pessoas mais jovens à osteoporose, como uma alimentação e hábitos antagônicos à formação e/ou à manutenção dos ossos. Existem inúmeras causas associadas à osteoporose, e uma das mais importantes é a ingestão de cálcio. Pesquisas recentes têm revelado que mulheres entre 19 e 50 anos de idade consomem cerca de 500 miligramas de cálcio diariamente, enquanto meninas adolescentes consomem menos que dois terços do valor diário que é de 700 miligramas de cálcio por dia. Nesse aspecto, a soja apresenta elevado teor de cálcio, mas seu aproveitamento é parcial pela presença do ácido fítico, que tende a formar fitato com cátions bivalentes, como cálcio, ferro, zinco e magnésio. E esse é um dos motivos pelos quais o consumo da soja e de seus derivados deve ser integrado a frutas e vegetais, além de existirem outros aspectos muito positivos que indicam o consumo da soja na prevenção e no tratamento da osteoporose.

Os ossos são extremamente dinâmicos e estão em constante renovação celular. Aproximadamente 15% da massa total dos ossos é substituída anualmente e, quase 7 gramas de cálcio sai e entra nos ossos todos os dias. Embora a ingestão de cálcio seja importante, a quantidade de cálcio retido pelo organismo é determinante para a saúde dos ossos. Um dos fatores que aumentam a perda de cálcio pela urina é a qualidade da proteína. Observe-se o fato de que em países em que o consumo de proteína animal é mais elevado, o índice de fraturas também é maior.

Em comparação, a proteína da soja produz menor excreção de cálcio pela urina. Por exemplo: um estudo demonstrou que indivíduos que consumiram apenas proteína animal excretaram 150 miligramas de cálcio por dia, e os indivíduos que consumiram apenas proteína de soja excretaram 13 miligramas por dia. O consumo de 40 gramas de proteína de soja por dia, durante seis meses, produziu resultado positivo, com ganho de resistência óssea, em um grupo de teste de mulheres da pós-menopausa.

Estudos realizados na Universidade de Illinois, Urbana, EUA, têm demonstrado que mulheres que consomem soja com freqüência apresentam aumento na densidade dos ossos da coluna vertebral, e sinalizam um papel importante dos isoflavonóides da soja na manutenção da saúde dos ossos. Uma curiosidade: a daidzeína, um isoflavonóide da soja, é muito similar a uma droga largamente utilizada na Ásia e Europa para tratar osteoporose.

Inúmeros fatores podem afetar a saúde dos ossos, como a fundamental prática de atividade física ou caracteres hereditários. Entretanto, muitos estão associados à dieta. A soja pode contribuir com a saúde dos ossos pelos seguintes motivos:

- É fonte de cálcio de fácil absorção, principalmente se enriquecida com frutas, legumes e verduras.
- A proteína de soja afeta favoravelmente o metabolismo do cálcio.
- Os isoflavonóides da soja inibem a perda óssea.

A memória e a soja

À medida que nossa população envelhece, aumenta o número de pessoas com perda progressiva e intensa de memória. Ocorre uma lenta e contínua degeneração das células cerebrais, conduzindo aos quadros de senilidade. Infelizmente, pouco se pode fazer por tais pacientes depois que o quadro já está instalado, e a melhor alternativa atualmente é a prevenção.

As últimas pesquisas têm mostrado que a proteína da soja melhora a memória bem como a atividade do cérebro como um todo. Se considerarmos o Japão, onde a ingestão da proteína da soja é muito maior que no Ocidente, a taxa de incidência de Alzheimer e de outros tipos de doenças degenerativas são bem menores. A soja e seus derivados integrais são alimentos ricos em óleos nutricionais, fosfolipídios e fitosteróis, substâncias que podem afetar positivamente o desenvolvimento cerebral, incluindo a memória e a inteligência.

Pesquisas científicas têm demonstrado que a lecitina, o principal representante dos fosfolipídios da soja, é altamente benéfica na recuperação da estrutura dos nervos, pode prevenir e melhorar dificuldades com a memória, especialmente a perda moderada de memória associada ao envelhecimento. O consumo diário da soja e dos seus derivados que preservam a fração oleosa, como também da lecitina de soja, pode incrementar a memória de adultos normais e ajudar a reduzir os "momentos de perda temporária de memória".

CAPÍTULO V

OS DERIVADOS DA SOJA

Nem só de grãos da soja vivem os chineses, japoneses, naturalistas e os fãs de carteirinha da soja. Dessa leguminosa tão especial podem ser obtidos vários produtos derivados, e este capítulo é dedicado a eles. Conhecer seus nomes, algumas vezes estranhos, os processos de obtenção e, em alguns casos, sua composição, será de grande valia para poder praticar as receitas saudáveis de soja com mais consciência e poder de escolha.

No Brasil, o principal derivado da soja que tem interesse econômico para o consumo humano é o óleo da soja, que, ao ser produzido, gera um "subproduto", um resíduo "desengordurado" que é um concentrado das proteínas da soja. Tal concentrado, uma vez seco, transforma-se na farinha desengordurada de soja. Mas ele também pode seguir sendo processado e, conforme pode ser observado na figura a seguir, surgem vários outros derivados da soja, que variam segundo sua concentração de proteínas.

Figura I – A soja e seus derivados

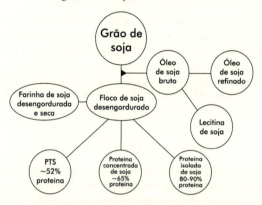

O óleo de soja

Sendo o Brasil o segundo maior produtor de soja do mundo, é perfeitamente previsível que, entre todos os óleos vegetais, o de soja seja o mais barato e consumido. Trata-se de um óleo rico em ácidos graxos mono e poliinsaturados, motivo pelo qual faz parte do contingente de óleos recomendados pelos médicos para proteger o coração. Não custa lembrar, porém, que o óleo industrializado de soja é menos funcional que o de oliva, que é extraído por processos muito menos danosos – extração a frio e extração por vapor d'água – à sua integridade funcional. De qualquer maneira, na inviabilidade do consumo do azeite de oliva, fica como primeira opção o óleo de soja, porque não existe a necessidade do consumo de outros óleos vegetais mais caros, como o de girassol ou canola, se todos foram obtidos por processos químicos semelhantes, de redução da integridade funcional.

A lecitina de soja

A lecitina da soja em forma concentrada é obtida por extração com vapor da fração oleosa da soja, e não pode ser produzida domesticamente. Ela é comumente comercializada com grau alimentício na forma de uma pasta viscosa, de cor marrom, de gosto e odor marcantes. Para aqueles que não apreciam seu sabor acentuado existem embalagens em cápsulas de 500 até 1.200 miligramas.

As farinhas de soja

Existem três tipos de farinha que são obtidas da soja:
- **Farinha desengordurada de soja**, obtida como subproduto da indústria de extração do óleo de soja (ver figura na página 55). Nesse caso, o floco desengordurado passa por um tratamento de limpeza dos resíduos do processo de extração, secagem e moagem.
- **Farinha da soja integral**, obtida após secagem e torra dos grãos de soja que foram previamente cozidos.
- *Kinako* é uma farinha integral de soja obtida pela torra direta dos grãos (íntegros e secos) e posterior moagem.

A indústria da extração do óleo de soja processa volumes muito grandes de soja, motivo pelo qual a farinha desengordurada da soja é o derivado da soja de menor custo e maior disponibilidade para o mercado de enriquecimento protéico e nutricional de alimentos de baixo custo. Comparativamente, a farinha desengordurada da soja apresenta o maior teor de proteína (ver tabela) e, por estar isenta da sua fração oleosa, suporta maior tempo de estocagem. Entretanto, apresenta a desvantagem de não conter sua fração gordurosa, rica em ácidos graxos poliinsaturados, lecitina e outros fosfolipídios, fitosteróis, etc.

Tabela L – Comparando o teor de macronutrientes de diferentes representantes das leguminosas

Composição (%)	Farinha de soja	Kinako	Farinha sem gordura
Umidade	14	2	7,3
Óleos nutricionais	20	25,4	39
Proteínas	36	39	51,5
Fibra bruta	3	4,6	4,3
Carboidratos	27	29	35,7

A adição de farinha de soja desengordurada a produtos a base de cereais, como as farinhas de trigo e de milho, é um meio barato de melhorar o valor protéico e nutricional. Por outro lado, notáveis progressos têm sido conseguidos no desenvolvimento de produtos substitutas da carne e do leite de vaca, elevando o valor e a qualidade protéica dos produtos alimentícios elaborados.

A *kinako* é uma farinha utilizada na cozinha tradicional japonesa, porque domesticamente é a de mais fácil preparo. As farinhas integrais de soja apresentam a vantagem de serem um derivado que têm preservados na sua composição as proteínas, a gordura nutricional, a lecitina (os fosfolipídios), as fibras, as isoflavonas, os fitosteróis e todos os outros micronutrientes que resistiram ao calor da torra. Dessa forma, permitem um suprimento mais efetivo das quantidades necessárias de proteínas, fibras e isoflavonas indicadas para tratamentos de saúde.

As farinhas integrais da soja têm a desvantagem do curto tempo de estocagem, pois sua fração oleosa, rica em ácidos graxos poliinsaturados, tende a tornar-se rançosa (oxidar) com o tempo. Todas essas farinhas são úteis quando preparadas com cereais integrais, frutas e legumes, para enriquecer receitas e obter uma combinação de maior valor biológico. Portanto, as farinhas da soja são muito adequadas para o preparo de pães, bolos, tortas, biscoitos e massas. Também são perfeitas para o preparo de molhos, sopas, mingaus e vitaminas.

Os concentrados protéicos da soja

Na continuidade do processamento dos grãos de soja para a obtenção do óleo de soja processo surgem, para consumo animal, o farelo da soja, e para consumo humano, a lecitina da soja, a farinha desengordurada da soja e os concentrados protéicos da soja. Durante o processamento dos grãos de soja, primeiro eles são limpos, depois acondicionados, descascados e transformados em flocos. O passo seguinte é a extração do óleo, quando são obtidos os "flocos de soja desengordurados". Esse material desengordurado, e portanto concentrado em proteína, é a base para os três principais produtos protéicos da soja:

- A carne de soja ou *seitan* (PTS: proteína texturizada de soja), com cerca de 52% de proteína.
- A proteína concentrada de soja, com cerca de 65% de proteína.
- A proteína isolada da soja, com teores de proteína variados (dependendo do fabricante) que vão de 80 a 90%.

Tabela M – Moderador de proteína dos concentrados protéicos da soja

Concentrados protéicos (g)	PTS ou farinhas sem gordura	Concentrado protéico	Isolado protéico
Água	7,3	5,8	5,0
Proteína	51,5	63,7	88,5
Lipídios	1,2	0,5	3,4
Carboidratos	38,4	31,2	7,4
Fibra bruta	4,3	3,8	0,3

Todos esses concentrados protéicos da soja são obtidos a partir de processos de extrusão termoplástica e extração com solventes, motivo pelo qual sua produção doméstica não é possível. A proteína texturizada de soja (PTS), também chamada de carne de soja ou *seitan*, apresenta, após corretamente hidratada, cor e textura semelhantes às da carne. A PTS e os demais concentrados protéicos da soja são usados na indústria alimentícia como substitutos ou enriquecedores protéicos. Existem vários tipos de PTS, dependendo do fabricante; mas basicamente são PTS em textura de grão e PTS em cubos.

A PTS é naturalmente de cor bege escura; entretanto, existe no mercado a PTS temperada com molho shoyu, de cor marrom, mas pouco indicada porque pode estar tingida com um corante artificial. De qualquer forma, por ser um produto resultante de um processo químico, é fundamental que, para seu consumo, a PTS seja previamente hidratada em água fervente e depois eliminada a água dessa hidratação, que contém todos os resíduos químicos de sua industrialização.

Já o concentrado e o isolado protéico da soja são oferecidos ao consumidor somente na forma de pó, já isentos dos resíduos do processo industrial. Tais concentrados e isolados protéicos da soja já chegam ao consumidor final aditivados com vitaminas e sais minerais, denominados leite ou suplemento alimentar. Um exemplo é o proteinato de cálcio, conhecido pelos desportistas e atletas, que o usam no preparo de vitaminas e sucos para ajudar no fortalecimento e ganho de massa muscular.

O leite de soja

Também conhecido como "extrato" de soja, para sua obtenção a soja passa inicialmente por um choque térmico, para desativar as lipo-oxigenases, as enzimas que podem gerar gosto desagradável ao leite. Eliminada a água do choque térmico, os grãos são cozidos por cinco minutos em água abundante (1 litro para cada xícara de grãos) e depois triturados num liquidificador ou processador industrial. A massa obtida é cozida por mais 30 minutos, esfriada e filtrada. Ao líquido obtido, após prensagem e filtragem, dá-se o nome de "extrato" ou leite de soja. Ao resíduo sólido obtido, rico em fibras, dá-se o nome de *okara*. As vantagens do leite de soja são:

- A fração "gordurosa" do leite da soja, apesar de maior que a do leite de vaca, é de origem vegetal, portanto rica em ácidos graxos essenciais (mono e poliinsaturados), lecitina e outros fosfolipídios e fitosteróis reconhecidamente benéficos à saúde humana.
- O leite de soja é isento de colesterol.
- A fração de carboidratos do leite de soja é isenta de lactose, um açúcar de difícil digestão para pelo menos metade da população adulta do mundo. Ao contrário, contém oligossacarídeos que trazem benefícios à flora intestinal.

- Contém proteínas de alto valor biológico e apresenta fácil digestão.
- É rico em ferro e seu baixo teor de sódio propicia seu consumo por pessoas hipertensas.

A desvantagem do leite de soja é que a disponibilidade do cálcio da soja é baixa, motivo pelo qual todo leite de soja deve ser enriquecido com cálcio ou preparado com frutas e legumes, para aumentar a biodisponibilidade desse mineral. Assim, para melhorar seu sabor, digestibilidade e poder nutricional, o leite de soja pode ser enriquecido com especiarias, ervas, frutas, legumes e cereais integrais. O leite de soja pode ainda ser transformado em outros alimentos derivados como:

- leite de soja aromatizado
- leite de soja em pó
- leite condensado de soja
- creme de leite de soja
- maionese de soja
- manteiga de soja
- leite fermentado ou iogurte de soja

Tabela N – Comparação nutricional entre os leites de soja e de vaca

Composição básica	Leite de soja	Leite de soja integral
Água (%)	88	88
Proteínas (%)	4,48	3,22
Gordura (%)	1,92 (poliinsaturada)	3,7 (saturada)
Carboidratos (%)	4,93	4,52 (lactose)
Cálcio (mg)	38	113
Ferro (mg)	1,1	0,03
Potássio (mg)	124	143

A *okara*

A *okara* é a polpa ou "resíduo" que resta após a obtenção do leite de soja. É um alimento muito rico em fibras, principalmente insolúveis, que são aquelas contidas nas cascas. Não é indicado para pessoas que têm dificuldades de digestão. Entretanto, a *okara* obtida a partir da soja da qual foi previamente extraída a casca será mais leve e digestiva. Pode ser utilizada em vários preparos. Basta cozinhá-la no vapor ou levá-la ao fogo acrescentando água durante o cozimento. Pode-se, ao final, temperá-la e preparar uma farofa, uma farinha de fibras, ou usá-la como ingrediente de bolos, tortas e biscoitos.

O queijo da soja (tofu)

Embora ainda pouco conhecido no Brasil, o queijo de soja é um alimento antiqüíssimo e afirma-se que vem sendo produzido pelos orientais há mais de 20 séculos. Muito popular no Japão, o tofu é uma espécie de queijo obtido a partir do leite da soja, ao qual é acrescido sulfato ácido de cálcio ou ácido cítrico (suco de limão) para aglutinar as proteínas da soja, formando uma massa branca, gelatinosa e bastante frágil. Trata-se de um queijo de textura quebradiça e insípido, mas como ele é muito poroso, absorve os temperos com facilidade.

O tofu pode ser temperado e usado na culinária em inúmeros pratos: refogados, sopas, antepastos, requeijão e patês. Na culinária japonesa, em geral, é temperado com molho shoyu e gengibre ralado. Esse queijo é um ingrediente importante em receitas que precisam de proteína e cálcio para serem enriquecidas ou balanceadas.

Tabela O – Composição básica do tofu

Alimento	Peso (g)
Água (%)	85
Proteínas (%)	9
Gordura nutricional (%)	5
Carboidratos não glicêmicos (%)	2
Fibra bruta (%)	0,1
Valor calórico (kcal)	76
Cálcio (mg)	105 - 700

A soja hortaliça

No Japão, é muito popular o consumo de *edamame*, que é a soja verde cozida nas vagens com água e sal. A denominação *tipo hortaliça* foi adotada quando variedades especiais para *edamame* foram introduzidas nos EUA. A soja para esse tipo de produto é colhida quando os grãos já estão totalmente desenvolvidos, mas ainda imaturos (verdes).

Quando essas variedades de soja têm seus grãos amadurecidos, secados no campo, eles se diferenciam das variedades comerciais por apresentarem sementes maiores e de sabor mais agradável e adocicado. Essas características justificam os esforços de introdução dessas variedades com melhor sabor no Brasil, um dos objetivos da Embrapa Soja.

Os principais requerimentos para a soja tipo hortaliça, em termos de palatabilidade, são aparência, gosto, sabor e textura. Tem sido observado que essas variedades apresentam teores mais elevados de sacarose, ácido glutâmico e alanina, que melhoram seu sabor. Os carboidratos da soja tipo vegetal são diferentes dos da soja comercial.

Tabela P – Comparativo da composição de carboidratos

Carboidratos	Soja hortaliça (mg/g seca)	Soja comercial (mg/g seca)
Amido	83,20	0,66
Açúcar total	110,20	102,40
Sacarose	99,14	62,05
Glicose	13,40	11,18
Frutose	8,95	0,73
Rafinose	0,16	14,85
Estaquiose	0,95	26,38
Fibras	44,90	52,70

Os fermentados de soja

Existem vários tipos de molhos e condimentos feitos a partir de misturas de soja fermentada. Aqui no Brasil, os mais famosos são o molho shoyu, o missô e o *tempeh*.

Molho shoyu: é um líquido pardo, límpido, de odor agradável e muito salgado, produto da fermentação de uma massa de soja por cerca de três meses. Serve para dar sabor e bom odor a todos os alimentos. Por ser rico em sal e proteínas, é um alimento yang, trazendo harmonia para refeições muito ricas em vegetais.

Pasta de missô: é um produto fermentado produzido a partir de uma mistura de soja, arroz e sal marinho. Primeiro é preparado o *koji*, uma espécie de pasta de arroz cozido, sobre a qual é inoculado um fungo, o *Aspergillus oryzae*, para que ocorra a fermentação. Depois, a soja (cozida), o sal marinho e a água são acrescentados ao *koji*. A mistura passa então por uma segunda fermentação, que "quebra" carboidratos e proteínas, até adquirir a consistência desejada, o que pode levar até seis meses. O resultado é uma pasta levemente salgada para ser usada em sopas, patês, tempero de saladas e refogados, e até como molho para macarronadas. Na Medicina natural, o missô é tido como excelente desintoxicante do organismo, pois reconstitui a flora intestinal. **Um aviso:** o missô deve ser acrescido ao prato no término de seu preparo, pois a fervura pode reduzir seu elevado teor de enzimas, e seu poder nutritivo e medicinal. Igualmente ao molho shoyu, é um alimento yang que harmoniza refeições muito ricas em vegetais.

Tempeh: originário da Indonésia, é outro alimento feito a partir dos grãos de soja descascados, triturados, cozidos e sobre os quais é aspergido um fungo, o *Risopus oligosporus*, para que ocorra a fermentação. Com o crescimento do fungo, forma-se sobre a massa de soja uma fina camada esbranquiçada, semelhante à do queijo brie e do camembert (nesse caso, o fungo utilizado é o *Penicillium*). Depois de pronto, o *tempeh*, com um sabor que lembra o do bacon, é cortado em pequenos tabletes, que podem ser consumidos ao natural ou fritos. Graças à ação do fungo, o *tempeh* ganha significativa dose de vitamina B12, o que é difícil de se encontrar em alimentos de origem vegetal.

Tabela Q – Composição básica dos fermentados da soja

Fermentado	Missô	Shoyu	Tempeh
Água (%)	41,5	71,1	55,0
Proteína (%)	13,0	5,7	20,8
Lipídios (%)	6,1	0,1	7,7
Carboidratos (%)	28,0	8,5	17,0
Fibra bruta (%)	2,5	0,0	3,0
Valor calórico (kcal)	206	53	199

CAPÍTULO VI

ENTENDENDO AS CRÍTICAS SOBRE A SOJA

Conhecer o alimento e saber usá-lo de forma a aproveitar o máximo dos seus benefícios, como também evitar o uso ou consumo indevidos, são providências para todo e qualquer alimento. A desvantagem reside no desconhecimento e uso inadequado. Todos os alimentos oferecem riscos quando há desinformação. A acelga em excesso não é adequada para quem tem problemas de tireóide; o tomate em excesso, apesar de rico em licopeno, pode causar problemas de fixação de cálcio nos ossos; fibras em excesso, apesar de fundamentais à saúde, podem causar anemia e intestino preso.

Condenar a alimentação natural com argumentos que focam com exagero a presença de antinutrientes não é sábio. As coisas não devem ser abordadas como zero ou cem. Tudo deve ser avaliado e ponderado. É curioso que, por exemplo, as carnes de origem animal, lotadas de toxinas, gorduras saturadas, pobres em fibras, etc., exaustivamente colocadas pela Medicina preventiva como inadequadas à saúde humana, têm a resistência da maioria quanto ao abandono desse hábito alimentar. O açúcar, doces e alimentos refinados também. No entanto, quando fala-se um "teço" de um alimento natural, muitos se mobilizam para evitar aquele alimento, colocando exagerado peso em algumas de suas desvantagens.

Espere um pouco: "Não jogue o bebê fora junto com a água da bacia". A sabedoria está no bom senso, nas medidas intermediárias, na flexibilidade, no encontro de soluções que minimizem ou anulem as desvantagens, para não perder o grande ganho das vantagens. Portanto, aqui se encontram descritos todos os esclarecimentos, cuidados e dicas que devem ser praticados pelos consumidores freqüentes da soja e de seus derivados, porque perceberão que as desvantagens podem ser facilmente contornadas e, assim, poderão aproveitar com muita propriedade suas inúmeras vantagens.

O sabor esquisito: as lipoxigenases

Apesar de todos os seus benefícios, a soja ainda é encarada pelo ocidental com certa reserva. O motivo inicial parece ser o sabor forte e marcante de seu feijão e de seu leite, e do sabor insípido dos seus derivados, como o queijo de soja (o tofu) e a proteína texturizada de soja (a PTS). O brasileiro, acostumado a tantos alimentos de sabor fácil e rapidamente agradável, testa uma receita de soja, não se adapta e resiste em insistir, em encontrar soluções. Sem muito testar, abandona a possibilidade de manter a soja em sua despensa.

O que as pessoas (as não vegetarianas, é claro) esquecem é que é insuportável comer uma carne sem temperos ou molhos, principalmente se for um corte magro, como o peito das aves. Existem vários recursos para agregar sabor, textura, valor nutricional e digestibilidade à soja e a seus derivados, permitindo, assim, que se faça uso desse alimento tão benéfico e importante, principalmente para os vegetarianos e naturalistas.

Uma dos responsáveis pelo sabor estranho da soja são as lipoxigenases, enzimas que, em contato com a água fria, iniciam uma reação de oxidação que produz compostos desagradáveis (aldeídos, cetonas e álcoois) ao palato e olfato. Para que tal fenômeno não aconteça, basta fazer um tratamento térmico prévio, que é colocar o grão diretamente em água fervente, cozinhar por cinco minutos, eliminar essa água de fervura, resfriar imediatamente e deixar de molho por 8 a 12 horas. Depois é só cozinhar numa panela de pressão. Ver o procedimento detalhado nas receitas.

No Japão e na China, onde a soja faz parte do cardápio há milhares de anos, o sabor e aroma da soja têm sido constantemente aprimorado por melhoramentos das sementes. No Brasil, já existem muitas variedades de soja de sabor e aroma muito mais agradáveis e suaves. Segundo a Embrapa Soja, desde 2005 está disponível no mercado uma variedade da soja – cultivar BRS213 – que não tem necessidade do tratamento térmico prévio para o seu consumo, mas somente do seu cozimento.

Os agentes de flatulência: os oligossacarídeos

A soja e seus derivados são alimentos com potencial de gerar gases. Os responsáveis por esse fenômeno são os oligossacarídeos rafinose (1 a 2%) e estaquiose (3,5 a 4,5%), açúcares que sofrem metabolização lenta e causam flatulência. Os oligossacarídeos não são destruídos pelo cozimento, mas, dependendo do tipo de derivado da soja, há uma resposta diferenciada à flatulência porque, conforme o processamento que aquele determinado derivado recebe, pode haver maior ou menor extração desses açúcares.

- Concentrados protéicos (cerca de 75% de proteína): causam pouca flatulência.
- Proteína isolada de soja (cerca de 95% de proteína): não causa flatulência.
- Carne de soja ou PTS (cerca de 50% de proteína): causa flatulência.
- Derivados de PTS: causam pouca ou nenhuma flatulência.

O que, em princípio, parece um aspecto negativo, na verdade apresenta vantagens para a saúde, porque, como já foi colocado no capítulo III, a maior contribuição dos oligossacarídeos refere-se à sua capacidade de aumentar a população de bifidobactérias no lúmen intestinal, inibindo o desenvolvimento de bactérias que produzem material putrefativo, prevenindo o câncer de cólon, diminuindo os efeitos danosos de agentes carcinogênicos e prevenindo a constipação, principalmente a do idoso.

A melhor forma de contornar a flatulência sem perder os benefícios que os oligossacarídeos trazem é preparar ou consumir a soja e seus derivados junto com alimentos carminativos, ou seja, alimentos que ajudam a dissolver os gases. Tais alimentos são cenoura, alho, dente-de-leão, hortelã-pimenta, gengibre, salsa e açafrão. Os chás carminativos são os de boldo, cordão-de-frade, artemísia, dente-de-leão, salsa, erva-de-santa-maria, espinheira-santa, mentrasto, mil folhas e poejo.

Os fatores antinutricionais dos feijões

A soja, assim como todos os feijões ou leguminosas, deve ser mesmo consumida cozida. Além de viabilizar a sua digestibilidade, a cocção desativa substâncias que perturbam a assimilação de determinados nutrientes importantes. Tais substâncias são chamadas de *fatores antinutricionais* ou *antinutrientes*.

Os fatores antinutricionais presentes em vários alimentos, e mais especificamente em todas as sementes de leguminosas cruas, podem provocar efeitos fisiológicos adversos ou diminuir a biodisponibilidade de certos nutrientes. A maior questão sobre os riscos à saúde provocados por antinutrientes é o desconhecimento dos níveis de tolerância, do grau de variação do risco individual e das formas adequadas de preparo dos alimentos, para que tais antinutrientes sejam efetivamente desativados até níveis aceitáveis de segurança.

O brasileiro, um consumidor diário de feijões, sempre corre o risco de ser afetado por esses antinutrientes, que, como descrito a seguir, podem ser desativados por meio de certos procedimentos durante o seu preparo e consumo. Os antinutrientes típicos encontrados não só na soja, como em todas as sementes das leguminosas cruas, são descritos a seguir.

As saponinas

As saponinas são glicosídeos descritos como triterpenos, presentes em numerosas plantas, que se caracterizam pelo sabor amargo e pela capacidade de formar espuma quando em soluções aquosas, porque são tensoativos naturais. Seus efeitos antinutricionais são questionáveis e estão relacionados às modificações na permeabilidade da mucosa intestinal, inibindo o transporte de alguns nutrientes e facilitando a absorção de outros compostos. De modo geral, os teores de saponina da soja são baixos (0,5 a 0,6%), não causando transtornos. Ao contrário, estudos têm revelado a capacidade de as saponinas se comportarem como compostos funcionais, conforme pode ser visto no capítulo III.

Os fitatos

Os fitatos (sais do ácido fítico) e o próprio ácido fítico são substâncias presentes não apenas na soja, mas em todas as sementes das plantas, nos grãos e no farelo de alguns cereais (aveia, arroz, etc.). Ambos têm importância nutricional porque, dependendo dos níveis, podem interferir negativamente na disponibilidade de minerais como o cálcio, ferro, magnésio e zinco, e também na digestibilidade da proteína, porque se liga a enzimas digestivas.

O ácido fítico é estável ao calor, ou seja, não é destruído pelo cozimento, mas diminui durante a germinação das sementes e é hidrolisado no processo de panificação pela ação da fitase do trigo ou do fermento. Nesse caso, brotos de soja e produtos fermentados da soja permitem maior disponibilidade de seus minerais. Entretanto, inúmeros estudos científicos internacionais têm mostrado que os fitatos também atuam como substâncias funcionais.

Dessa forma, a presença desses antinutrientes na alimentação cumpre uma função importante na redução dos riscos de inúmeras doenças crônicas e degenerativas, como alguns tipos de câncer e artrites. Por esse motivo, o consumo consciente e moderado dos fitatos deve ser considerado. O recomendável, ao se consumir alimentos que contêm fitatos, é a integração com alimentos ricos em cálcio, zinco, magnésio e ferro, como os legumes, as raízes e as folhas verdes, porque, uma vez que o ácido fítico tenha saturado seus sítios de ligação química, o restante dos minerais fica disponível.

Os inibidores de proteases

A tripsina e a quimiotripsina são enzimas (proteases) secretadas pelo pâncreas, responsáveis pela digestão das proteínas, que quebram suas ligações até a obtenção dos aminoácidos. O inibidor de proteases (IT: inibidor de tripsina) é considerado um agente antinutricional porque impede a tripsina e a quimiotripsina de atuarem na digestão das proteínas, ou seja, do perfeito aproveitamento nutricional do alimento protéico. A presença de proteína não digerida estimula o pâncreas a produzir mais tripsina, causando hipertrofia pancreática. Com toda razão, pesquisas realizadas entre 1930 e o final dos anos 1990 colocaram ressalvas ao consumo indiscriminado dos produtos da soja por causa de dois motivos básicos:

- Nem todos os produtores dos derivados da soja tinham plena consciência da importância e da técnica mais adequada para a desativação desses inibidores de proteases (IT).
- As variedades da soja disponíveis até então não tinham ainda um foco (ou apelo) que direcionasse a tecnologia para o desenvolvimento de cultivares com baixos níveis de IT.

Entretanto, estudos recentes têm evidenciado que o IT é degradado com o tratamento térmico a úmido, com fervura dos grãos em água (cozimento) por 10 a 20 minutos, alcançando inativação entre 80 a 90%, quando o nível mínimo de inativação segura é de 50 a 60%. De qualquer forma, a maioria dos produtos da soja comercializados para o consumo humano, tais como tofu, leite de soja, PTS, concentrados e isolados de soja, já receberam suficiente tratamento térmico para causar a inativação de pelo menos 80% desse agente antinutricional.

Outra forma de inativação do IT é pela fermentação, como no processo de obtenção da pasta salgada de missô, do molho shoyu e do *tempeh*. Nesse caso, a inativação parece ser total. Na tabela e no gráfico a seguir, pode-se observar o efeito do tratamento térmico na inativação do IT e na eficiência nutricional da proteína da soja. Foram construídos com dados de um trabalho realizado em 1983 por Rackis e Gumbmann, partindo de uma variedade de soja com elevado teor de IT: 52 mg/g.

Tabela R – Eficiência de inativação térmica do IT em produtos comerciais da soja

Produto	Teor IT (mg/g)	Inativação térmica (%)
Farinha de soja crua	52	0
Farinha torrada de soja	3,2 – 7,9	85 – 94
Concentrado protéico de soja	6,3 – 13,7	73 – 88
Isolado protéico de soja	4,4 – 11,0	79 – 91
PTS	5,2	90

FIGURA II – Efeito do tratamento térmico na atividade do IT e o valor nutricional da proteína da soja

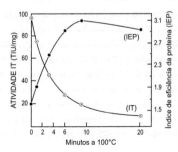

Um fato novo é que, a exemplo de outros países como os EUA e o Japão, a Embrapa Soja tem uma equipe de cientistas que busca soluções que implementem o consumo da soja pelos brasileiros e, em 1998, ela lançou para cultivo comercial, nos Estados do Paraná e de Santa Catarina, o cultivar BRS 155, soja que apresenta, quando ainda crua, 6,2 mg/100 g de IT, quando comparado com os cultivares comerciais BR 36 com 19 mg/100 g de IT e Embrapa 4 com 16 mg/100 g de IT.

Outro fato é que, a partir de estudos com animais em laboratório, foi detectada a inibição de cânceres de cólon, pulmão, pâncreas, boca, esôfago e mama (50%), após o consumo dosado da soja crua que contém os valores mais elevados de IT. Entretanto, tais estudos têm revelado que mesmo após a redução do IT até níveis de segurança pelo processamento térmico (torra ou cozimento), a quantidade residual ainda é suficiente para diminuir os riscos de câncer.

As lectinas ou hemaglutinas

As lectinas são encontradas em uma ampla variedade de espécies de plantas e animais. Entretanto, essas substâncias estão presentes em maior quantidade em sementes de leguminosas e gramíneas. As lectinas são classificadas como glicoproteínas, substâncias que fazem as células vermelhas do sangue se aglutinarem, inibindo a absorção de oxigênio e o crescimento. A inativação de lectinas ou redução da atividade hemaglutinante a valores negligenciáveis é usualmente obtida por cozimento a úmido, método tradicional de preparo doméstico ou processamento industrial dos alimentos.

Mancini Filho et al. (1979) sugerem que a alta sensibilidade térmica das lectinas em solução pode explicar a facilidade de inativação de lectinas em grãos de feijões, quando previamente embebidos em água. Barca et al. (1991) analisaram o teor de lectina de soja *in natura* e processada. Os níveis de lectina mais altos foram encontrados em soja crua (3.600 mg/g), e os mais baixos (3,75 a 12,92 mg/g) em produtos baseados na proteína texturizada de soja. Como esperado, os níveis de atividade de lectina de soja dependeram do processamento térmico.

Entretanto, deve-se enfatizar que nem todas as lectinas são necessariamente tóxicas ou possuem efeito inibitório sobre o crescimento de animais (Liener, 1974; 1976). Turner & Liener (1975) pesquisaram no desenvolvimento de ratos o efeito da lectina da soja e sugeriram que, provavelmente, a lectina da soja é o fator que menos afeta o aproveitamento da soja crua como alimento. É muito pouco provável que os baixos níveis de lectina encontrados nos vários produtos processados da soja possuam qualquer risco para a saúde humana.

CAPÍTULO VII

A SOJA TRANSGÊNICA

Esse é um tema absolutamente polêmico, e não se pretende aqui firmar uma posição pessoal, mas abrir um espaço saudável para reflexão com base em evidências que tenham fundamento e credibilidade.

A soja é um alimento produzido em escala global, que envolve inúmeros setores da economia mundial e que usa enormes áreas de plantio, afetando sobremaneira alguns ecossistemas do planeta. Por isso, a soja transgênica vem sendo o foco de inúmeras discussões de fundo social, tecnológico e ambiental. Nessas discussões, normalmente são trazidos à tona argumentos que envolvem questões complexas e polêmicas sobre o futuro do planeta, demandando conhecimento das áreas de biotecnologia, genética, bioquímica, medicina, nutrição, ecologia, epidemiologia, entomologia, fitopatologia, botânica, zoologia, bioética, biossegurança, sociologia, economia e agronegócios, entre outras.

Por intermédio da soja, a discussão acerca dos alimentos transgênicos assumiu uma relevância muito grande. Hoje em dia, praticamente tudo o que comemos passou por algum aperfeiçoamento genético. Mesmo os alimentos orgânicos que têm parte de sua produção originária de sementes crioulas também usam sementes resultantes de enxertia, cruzamentos e outras técnicas de melhoramento genético, com exceção absoluta para o uso das sementes transgênicas.

A grande verdade é que os alimentos transgênicos já existem e são consumidos pelo brasileiro há mais de uma década, seja de forma direta ou indireta. Um exemplo são os frangos, cuja ração utilizada para o seu crescimento pode conter milho transgênico importado da Argentina. Outros exemplos são o mamão tipo papaia e algumas variedades de tomate, verduras e diversas hortaliças, e que, apesar de transgênicos, não existem grandes alardes sobre esse fato.

Nesse momento, não há como desprezar a importância da nova indústria decorrente da manipulação genética dos seres vivos, a considerar pelas fusões e a transferência de grandes empresas da área química para a biotecnologia. Existem casos de inegáveis benefícios decorrentes dessa tecnologia que veio para ficar. Mas há evidências, principalmente quando falamos de alimentos produzidos em larga escala, como os *commodities* (soja, milho, trigo, etc.), em que os desdobramentos para o ser humano e o planeta são inúmeros, alguns imprevisíveis. Por isso, a sociedade deve manter-se permanentemente informada para dispor de meios para evitar que eventuais danos sejam cometidos contra a sua saúde e seu bem-estar.

É um direito do cidadão, por razões religiosas, filosóficas, culturais, éticas ou recomendação médica, conhecer o tipo de alimento que está consumindo. Por isso, é importante a rotulagem dos alimentos transgênicos. Essa exigência é tanto mais importante considerando-se a abertura da fronteira agrícola com os países do Mercosul. Por outro lado, não se trata de uma providência tão simples, já que um tomate ou mamão fresco são normalmente oferecidos ao consumidor sem embalagem ou rótulo. É importante que todos tenham consciência da cadeia de produção dos alimentos, desde o produtor até o consumidor final.

A biotecnologia

A biotecnologia, conceitualmente, é a aplicação da tecnologia com base em processos biológicos, valendo-se de um conjunto de técnicas que utilizam seres vivos para o desenvolvimento de processos e produtos que tenham uma função econômica e/ou social. A biotecnologia envolve várias áreas do conhecimento e, em conseqüência, envolve também vários profissionais de diversas formações, sendo uma ciência de natureza multidisciplinar. Apesar de o termo biotecnologia ser relativamente novo, o princípio é muito antigo, como, por exemplo, a utilização milenar da levedura na fermentação da uva. Com a evolução da ciência em seus diversos setores, inúmeros processos biotecnológicos têm sido sistematizados, aumentando seus benefícios econômicos, sociais e ambientais.

Vários cientistas tiveram grande importância para a evolução e sistematização da biotecnologia. Por exemplo, Louis Pasteur, com a descoberta dos microrganismos, em 1861; Gregor Mendel, com a descoberta da hereditariedade, em 1865; James Watson e Francis Crick, com a descoberta, em 1953, da estrutura do DNA (ácido desoxirribonucléico), molécula responsável pela informação genética de cada ser vivo, entre outros. A partir da descoberta da estrutura do DNA, houve uma revolução na área da genética e da biologia molecular, surgindo a chamada biotecnologia moderna, que consiste na manipulação controlada e intencional do DNA, usando técnicas de engenharia genética. Por meio de tais técnicas, foi possível a produção de insulina humana em bactérias, e o desenvolvimento de inúmeras plantas transgênicas, a partir da década de 1980.

As várias técnicas relacionadas à biotecnologia têm trazido benefícios para a sociedade. As fermentações industriais, a produção de fármacos, vacinas, antibióticos e vitaminas, a utilização de biofungicidas no controle biológico de pragas e doenças, o uso de microrganismos que visam à biodegradação de lixo e esgoto, o uso de bactérias fixadoras de nitrogênio e de fungos para a melhoria de produtividade das plantas, o desenvolvimento de plantas e animais melhorados, utilizando técnicas convencionais de melhoramento genético e também a transformação genética.

A tecnologia pode e deve ser benéfica ao homem. Mas, para nortear a reflexão em relação ao cultivo de alimentos transgênicos, há que se colocar o primado da ética sobre os interesses econômicos, sobre vantagens imediatistas, sobre uma pretensa boa intenção e até sobre posturas prepotentes das ciências experimentais. Não como limite para a investigação, mas como limite para a aplicação. Na implementação massiva dessas novas tecnologias, devem ser levadas em consideração as necessidades reais da população, o cuidado com a natureza e nossa responsabilidade com o futuro, tal como preconiza o conceito de desenvolvimento sustentável:

Atender às necessidades das gerações atuais sem comprometer a possibilidade de atendimento das necessidades das gerações futuras.

Por um lado, podemos ver com satisfação os benefícios inquestionáveis do emprego da engenharia genética na produção de medicamentos para o tratamento de diversas doenças. Mas tal uso passa pelo cumprimento de rigorosos protocolos de avaliação de riscos antes que sejam liberados. Por outro lado, essa mesma tecnologia, quando aplicada em alimentos, corre o risco de não acontecer com o mesmo enfoque e extensão de cuidados. Devem ser questionados, com imparcialidade, os benefícios reais à sociedade, bem como as precauções para serem evitados impactos indesejáveis à saúde e ao meio ambiente.

Na biomedicina, a comercialização de um medicamento envolve longo processo de testes e controle, e está direcionado a um público específico (os acometidos de uma determinada doença) e com acompanhamento médico personalizado. Os alimentos transgênicos, por sua vez, são de uso massivo e de difícil acompanhamento. Uma avaliação séria e profunda da questão impõe duas linhas de reflexão:

- Sobre os riscos que não podem ser minimizados ou abstraídos; a biossegurança não avançou na mesma velocidade que a biotecnologia.
- Sobre as vantagens econômicas e sociais para o binômio agricultores-sociedades, especialmente para os países pobres ou em desenvolvimento.

Um alerta ao agricultor

Mesmo na decisão de uma cultura transgênica, o agricultor deve estar atento para vantagens operacionais e econômicas imediatistas; afinal, a agricultura somente é sustentável quando trabalha com solos vivos, ecossistemas vivos. A vida do solo necessita de alimento, que é matéria orgânica diversificada. Monoculturas com uso massivo de herbicidas não garantem a vida do solo, nem a saúde vegetal, nem água nos rios. Excesso de plantas invasoras, ervas daninhas, mato, são indicadores de deficiências do solo, e se manifestam para possibilitar um saneamento desse solo. Portanto, eliminar o mato sem questionar possibilidades aparentemente antieconômicas não é a solução, mas o início de uma morte lenta de todo o ecossistema. O manejo das ervas daninhas, culturas consorciadas, diversificação de sementes e policulturas é que podem garantir a sustentabilidade como um todo.

A soja transgênica no Brasil

O Brasil tem um agronegócio vigoroso, e 70% das empresas, em número, são empresas familiares, que têm crescido numa taxa média de 9% ao ano. O Brasil é o segundo maior produtor de soja do mundo, e está perto de ultrapassar os EUA, plantando sementes tradicionais e de alta tecnologia. Em contrapartida, mais de 60% da soja americana é a transgênica resistente a herbicidas, o que torna a soja brasileira a mais atrativa para compradores internacionais.

Existem motivos para nos igualarmos? O Brasil tem cérebros da mais alta qualidade na área da educação e pesquisa em todas as atividades ligadas ao agronegócio. São mais de 40 diferentes tipos de cultivares sendo produzidos no Brasil, alguns dos quais desenvolvidos pela Embrapa, e batendo recordes de produtividade. Países desenvolvidos como os da União Européia, Japão e o grande consumidor China não aceitam importar soja transgênica para o consumo humano, sendo a soja brasileira a eleita de todos eles.

O que é soja RR?

Por mais que se limpe o solo, arando e passando equipamentos que "raspam" tudo o que é praga do solo, as sementes das ervas daninhas, comumente chamadas de inço, permanecem lá à espreita. Elas são sazonais, cada uma com seu tempo de brota, alternando-se no ataque à lavoura, ocupando o espaço dos brotos, sufocando-os, exterminando-os ou competindo com a planta pelos nutrientes do solo, e prejudicando, assim, a produtividade e qualidade da colheita.

A solução comum é, antes da semeadura, aplicar um herbicida à base de glifosato, um composto ativo usado na composição de vários herbicidas, sendo que o mais conhecido é o *Round up* produzido pela empresa americana *Monsanto*. Decorrido um prazo de carência, após sua aplicação direta no solo, dá-se início à semeadura. Mas essa carência só é exigida para as sementes tradicionais, porque elas, tais como o inço, não resistem ao efeito do glifosato e morrem.

Fazendo uso da biotecnologia, a *Monsanto* e outras empresas norte-americanas produziram uma semente geneticamente modificada, portanto transgênica, denominada soja RR, que a torna resistente à absorção do glifosato, germinando e crescendo sem nenhuma incompatibilidade com as aplicações do herbicida; ou seja, soja RR significa soja geneticamente modificada para ser "resistente ao herbicida *Round up*".

Em resumo, a cultura dessa soja RR permite a aplicação do glifosato durante seu ciclo de crescimento, porque ela não é afetada por esse agrotóxico, que só mata algumas classes de ervas daninhas. As outras variedades da soja, por não serem resistentes ao glifosato, precisam de outros procedimentos agrícolas para conseguir germinar, crescer e proporcionar vantagem econômica ao agricultor. Duas conseqüências sobre o cultivo da soja RR são inegáveis:

- Legalmente, a soja RR pode conter até 50 vezes mais glifosato que a soja convencional que não recebeu tratamentos desse herbicida durante seu crescimento.
- Ao longo do tempo, novas ervas daninhas surgirão, também resistentes ao glifosato e, portanto, novas classes de agrotóxicos poderão ser necessárias.

A posição de muitos setores da sociedade brasileira, inclusive de setores governamentais importantes, é a de, em princípio, não ser contrária à aplicação dessa nova tecnologia nos alimentos; porém, defendendo um rigoroso controle na sua utilização, aplicando a biossegurança e a bioética, para que os direitos básicos do cidadão, como eleger alimentos mais seguros, preservar seu habitat, etc. possam ser respeitados. Num processo democrático, o agricultor e o consumidor podem e devem avaliar suas decisões, pautados no esclarecimento profundo das vantagens e desvantagens de cada opção. Um alerta importante vai para os seguintes fatos:

- O Brasil apresenta a segunda maior taxa de crescimento de consumo de agrotóxicos.
- O Brasil consome cerca de 5% do total de agrotóxicos utilizados em todo o mundo, superando em sete vezes a média mundial de consumo dessa classe de produtos.

CAPÍTULO VIII

A SOJA ORGÂNICA

Alternativa para visionários

A escolha da variedade para o cultivo da soja em larga escala não tem ainda como objetivo principal, à exceção do óleo de soja, o consumo humano. Infelizmente, o foco da cultura da soja no Brasil é a produtividade (toneladas por hectare), a obtenção do óleo (teor de óleo por tonelada) e do farelo de soja (teor de farelo por tonelada), com quase sua totalidade direcionada para a ração animal.

Entretanto, nos países asiáticos como China e Japão, consumidores tradicionais dos produtos a base de soja, as variedades cultivadas para consumo humano recebem enorme atenção. Em países desenvolvidos como os EUA e os da comunidade européia já existem números expressivos sobre o uso da soja no preparo doméstico e industrial de pães, farinhas, sorvetes, hambúrgueres, massas, leite, iogurte, queijos e fermentados. No entanto, no Brasil, a demanda até começa a existir, mas a oferta desses produtos ainda é reduzida, e só são encontrados em algumas lojas de produtos naturais dos grandes centros urbanos.

A conclusão óbvia é que o cultivo de soja para esse mercado é a alternativa para pequenos produtores, talvez visionários, porque plantar cultivares que primam por características ideais ao consumo humano é um agronegócio que tem tudo para ser próspero. Especialistas no assunto e produtores de derivados da soja estimam que o consumo de produtos à base de soja para alimentação humana deverá crescer cerca de 300% nos próximos anos.

Neste livro, estão colocados os motivos para que isso aconteça: o consumo consciente de um alimento verdadeiramente funcional. O primeiro passo é buscar por variedades de soja que passaram por melhoramento genético, otimizando suas propriedades terapêuticas, como elevado teor de proteínas, de isoflavonas ou de ácido oléico, ou então baixo teor de lipoxigenases ou de inibidor de proteases (IT). Tal produção pode ser realizada por cultivo convencional ou então seguindo as normas da cultura orgânica, que exige certificação por um órgão reconhecido.

A produção orgânica no Brasil, vem crescendo progressivamente na última década, ajudando na preservação do meio ambiente e incentivando o consumo de alimentos cultivados sob condições menos agressivas a todos, sendo a principal delas a ausência do uso de agrotóxicos em todas as etapas do processo. Dentre esses vegetais, a soja desponta, cada vez mais, como um produto rentável, apesar dos altos custos para cultivá-la. Saiba mais sobre a cultura orgânica no site da Associação dos Agricultores Orgânicos: www.aao.org.br.

Atualmente, diversos Estados do país já produzem a soja orgânica, como Paraná, Rio Grande do Sul, São

Paulo e Goiás. Segundo as estimativas dos especialistas, os agricultores brasileiros acumularam um total de 30 mil toneladas de soja orgânica em 2005. O Brasil ainda não tem tradição de consumir a soja orgânica, e nem mesmo a soja convencional, motivo pelo qual, praticamente, toda a produção brasileira de soja orgânica é exportada, principalmente para a Europa e para os EUA. E, desde 1994, a demanda tem aumentado 20% ao ano, o que mantém o mercado aquecido.

CAPÍTULO IX

RECEITAS SAUDÁVEIS COM SOJA

Este trabalho está direcionado a uma alimentação saudável e consciente. No receituário deste livro, não são usados alguns ingredientes convencionais da culinária brasileira e mundial, substituindo-os por outros, mais nutritivos e terapêuticos. Assim:

Alimentos NÃO INDICADOS	Alimentos INDICADOS
Sal comum	Sal marinho
Margarina	Azeite de oliva
Manteiga	Azeite de oliva, quando possível
Qualquer óleo vegetal refinado	Azeite de oliva ou óleo extraído a frio
Açúcar branco ou cristal	Demerara, mascavo, melado, mel ou frutas secas
Adoçantes artificiais como aspartame, ciclamato ou sacarina	Estévia líquida
Qualquer vinagre	Suco fresco de limão
Cereais refinados	Cereais integrais

Legumes, frutas e verduras de cultura convencional	Legumes, frutas e verduras de cultura orgânica
Batata inglesa	Inhame, cará, abóboras e mandioquinha
Embutidos e enlatados	Alimentos frescos
Alimentos congelados	Alimentos frescos
Leite integral (e derivados)	Leite de soja ou leite de vaca desnatado (e derivados)

Além disso, em todas as receitas doces, deve-se usar a menor quantidade possível de açúcar, e balancear o doce, acompanhando-o de uma proteína como o queijo tofu, a ricota, a coalhada seca e outros queijos magros.

Receitas com o feijão de soja

Por ser uma forma integral da soja, essa é uma das principais opções para seu consumo saudável.

Choque térmico

Esse procedimento é fundamental para a inativação das enzimas lipoxigenases, compostos causadores de sabor indesejável, semelhante ao do feijão cru, em todos os derivados de soja.

Ingredientes

Para cada xícara (chá) de grãos de soja pré-escolhidos e sem lavar, use 2 xícaras (chá) de água fervente.

Preparo

Ferver a água. Adicionar os grãos e deixar que cozinhem por cinco minutos, contados após o reinício da fervura.

Escorrer em um escorredor de macarrão a água do cozimento e lavar os grãos em água corrente fria.

Receita básica de grãos de soja cozidos

Ingredientes

2 xícaras (chá) de grãos de soja escolhidos e sem lavar, 8 xícaras (chá) de água, 1 colher (sopa) de óleo de soja, sal a gosto, 1 dente de alho, folhas picadas de dente-de-leão, suco de ½ limão

Preparo

Dar o choque térmico (conforme receita acima) usando 4 xícaras (chá) de água fervente. Escorrer a água e lavar os grãos em um escorredor de macarrão, em água corrente. Colocar a soja de molho em 4 xícaras (chá) de água fria por 4 horas. Escorrer os grãos e lavar novamente em água corrente, esfregando-os entre as palmas das mãos para retirar totalmente as cascas. Adicionar mais 6 a 8 xícaras (chá) de água, o óleo de soja, o sal, o alho, o suco de limão e as folhas picadas de dente-de-leão. Cozinhar por cerca de 30 minutos em panela aberta, ou por 15 minutos em panela de pressão. Eliminar a água do cozimento e transferir os grãos para um refratário com tampa, e guardar no refrigerador. Rende 500 gramas de grãos cozidos.

Feijão de soja com abóbora

Ingredientes

1 xícara (chá) de feijão de soja cozido conforme a receita básica, 3 xícaras (chá) de abóbora picada, 2 tomates maduros, 1 dente de alho picado, 1 pitada de cominho ou louro em pó, 1 cebola picada, 1 xícara (chá) de água

Preparo

Tirar a pele dos tomates e picar. Reservar. Levar o feijão de soja previamente cozido (conforme receita básica) ao fogo. Acrescentar a água, a abóbora e os temperos. Tampar e deixar cozinhar em fogo brando até que a abóbora esteja macia. Acrescentar mais água aos poucos, se necessário. No final, acrescentar os tomates picados e temperar com sal marinho, molho shoyu ou missô. Servir imediatamente.

Hambúrguer de soja

Ingredientes

2 colheres (sopa) de molho shoyu, ½ xícara (chá) de farinha de rosca, 4 colheres (sopa) de azeite de oliva, 2 xícaras (chá) de soja cozida, 2 folhas de louro, ½ xícara (chá) de arroz integral, 5 colheres (sopa) de salsa picada

Preparo

Colocar a soja cozida na panela. Adicionar 2 xícaras (chá) de água, 1 colher (sopa) de azeite, o louro e o arroz, tampar a panela e cozinhar por 20 minutos, ou até os grãos ficarem macios. Retirar do fogo, escorrer e deixar em uma peneira por 15 minutos. Transferir para o processador e bater até obter uma pasta. Colocar em uma tigela a pasta de soja e arroz, a farinha de rosca, o molho shoyu, a salsa e 2 colheres (sopa) de azeite. Adicionar sal, se necessário, e misturar até obter uma massa consistente. Com as mãos, modelar 12 hambúrgueres com cerca de 1,5 centímetros de altura e 10 centímetros de diâmetro. Com o azeite restante, pincelar uma grelha e dourar os hambúrgueres. Colocar em pratos e servir acompanhado de salada de alface e tomates e pão integral.

Salada de feijão de soja

Ingredientes

1 xícara (chá) de feijão de soja cozido conforme receita básica, 1 xícara (chá) de champignon levemente cozido e picado, 1 colher (sopa) de cebola picada, 1 tomate picado, 1 colher (sopa) de pimentão picado, 1 colher (café) de azeite de oliva , 1 colher (sopa) de uvas-passas sem caroço, 6 azeitonas picadas, salsa e cebolinha picadas e 1 pitada de curry

Preparo

Misturar todos os ingredientes, temperar com limão e sal marinho a gosto e servir.

Salada de soja, agrião e cenoura

Ingredientes

Da salada: 1 xícara (chá) de soja, 1 xícara (chá) de suco de laranja, 2 folhas de louro, ½ maço pequeno de agrião limpo, 2 cenouras médias raladas, sal marinho a gosto, limão em fatias para decorar

Do molho de gengibre: 2 colheres (sopa) de gengibre ralado, ½ xícara (chá) de suco de laranja, 2 colheres (sopa) de shoyu, 2 colheres (sopa) de açúcar, ½ xícara (chá) de água, 2 colheres (sopa) de salsa picada

Preparo

Da soja: Tratar a soja com o choque térmico. Escorrer a água e transferir a soja para uma panela de pressão. Juntar o suco de laranja, 1 xícara (chá) de água e as folhas de louro. Levar ao fogo e, assim que ferver, tampar a panela e cozinhar por 20 minutos, ou até os grãos ficarem macios. Retirar do fogo. Tirar a pressão da panela sob a água corrente. Escorrer a água e deixar a soja esfriar. Reservar.

Em uma saladeira, dispôr as folhas de agrião, a soja e a cenoura. Salpicar sal e distribuir as fatias de limão. Servir com molho de gengibre com laranja.

Do molho de gengibre: Colocar em uma tigela o gengibre ralado, o suco de laranja, o molho shoyu, o açúcar e a água. Levar ao fogo e deixar cozinhar, mexendo de vez em quando, por sete minutos, ou até o volume se reduzir à metade. Retirar do fogo, juntar a salsa picada e misturar. Tampar a panela e deixar repousar por cinco minutos.

Ensopado com feijão de soja

Ingredientes

1 xícara (chá) de feijão de soja cozido conforme receita básica, 2 cebolas, 2 abobrinhas, 2 cenouras, 2 mandioquinhas, 1 xícara (chá) de caldo de legumes ou de carne, sal marinho, alho, salsa, orégano e queijo ralado a gosto

Preparo

Cortar em rodelas finas a cebola, as abobrinhas, as mandioquinhas e as cenouras. Arrumar numa panela por camadas a metade de cada verdura e por último o feijão de soja pré-cozido. Espalhar por cima metade dos temperos. Arrumar outra camada com o restante dos legumes, depois a outra metade do feijão de soja e, finalmente, a outra metade dos temperos. Finalizar acrescentando o caldo. Tampar a panela e cozinhar em fogo brando até que os legumes estejam macios. Servir quente com abundante queijo ralado e torradas. Dica: Esse ensopado pode ser usado no preparo de um yakisoba.

Sopa de soja

Sugestão: Você pode aproveitar o ensopado da receita anterior e acrescentar água, transformando-o numa deliciosa sopa. Decore cada prato com cubos de tofu e de pão torrado.

Feijão de soja com macarrão

Ingredientes

1 xícara (chá) de feijão de soja cozido conforme receita básica, 200 g de macarrão cozido *al dente*, 1 cebola grande, 1 colher (sopa) de azeite de oliva, queijo ralado e salsa picada a gosto

Preparo

Refogar a cebola no azeite. Juntar o feijão de soja pré-cozido e continuar refogando até que os feijões estejam impregnados com a cebola. Juntar o macarrão recém escorrido e misturar delicadamente. Temperar com sal marinho a gosto. Servir cobrindo com um dos molhos cujas receitas são dadas mais adiante. Decorar com o queijo ralado e a salsa picada.

Feijão de soja com tomate

Ingredientes

2 xícaras (chá) de feijão de soja cozido (conforme receita básica), 1 colher (sopa) de azeite de oliva, 2 cebolas grandes, 1 pimentão, 2 xícaras (chá) de tomates picados, 2 abobrinhas, 1 xícara (chá) de cogumelos, ½ xícara (chá) de ervilha fresca, sal marinho e manjericão a gosto

Preparo

Fritar as cebolas picadas no azeite. Juntar o pimentão cortado em tirinhas, as abobrinhas em rodelas, os cogumelos picados e as ervilhas. Temperar a gosto com o sal e o manjericão. Por último acrescentar o feijão de soja e os tomates. Cozinhar no vapor com a panela tampada. Servir quente acompanhado de arroz.

Aperitivo de soja

Ingredientes

2 xícaras (chá) de feijão de soja cozido e sem casca, 1 colher (sopa) de creme de cebola (em pó)

Preparo

Misturar os grãos cozidos e descascados da soja com o pó do creme de cebola. Deixar alguns minutos impregnando. Colocar para assar numa fôrma untada com um filme de azeite. Assar em forno baixo, mexendo a cada cinco minutos para não queimar.

Observação: este salgadinho substitui o amendoim torrado, com a vantagem de conter menos calorias e mais proteínas.

Bolo de soja com laranja

Ingredientes

1 xícara (chá) de soja, 2 xícaras (chá) de suco de laranja, 5 colheres (sopa) de manteiga, 1 e ½ xícara (chá) de farinha de trigo, 1 colher (sopa) de fermento em pó, 4 claras de ovo, 2 colheres (sopa) de açúcar de confeiteiro, ½ xícara (chá) de geléia de laranja

Preparo

Tratar a soja com o choque térmico (página 88). Escorrer a água e transferir para uma panela de pressão. Juntar 1 xícara (chá) de suco de laranja e 1 xícara (chá) de água. Levar ao fogo e, assim que ferver, tampar a panela e cozinhar por 20 minutos, ou até os grãos ficarem macios. Retirar do fogo. Tirar a pressão da panela sob a água corrente. Escorrer a água e deixar a soja esfriar. Transferir para o processador e bater até obter uma pasta. Retirar e reservar. Em uma tigela, colocar 4 colheres e meia de manteiga e o açúcar e bater até obter uma mistura lisa. Juntar a soja processada, a farinha de trigo peneirada com o fermento, alternando com o suco de laranja. Misturar e, por último, incorporar as claras batidas em neve, mexendo delicadamente. Untar com a manteiga restante uma assadeira de 33 por 23 centímetros, enfarinhar e despejar a massa. Levar ao forno por 35 minutos, ou até que, inserindo um palito, ele saia limpo. Retirar, deixar amornar e polvilhar com o açúcar de confeiteiro. Servir o bolo acompanhado da geléia de laranja. Se preferir, decorar com tiras de laranja.

Receitas com a massa básica

Massa básica

Ingredientes

2 xícaras (chá) de grãos de soja escolhidos e sem lavar, sal marinho a gosto, 1 dente de alho, folhas de dente-de-leão bem picadas, suco de ½ limão

Preparo

Tratar a soja com o choque térmico (página 88) e eliminar a água. Cozinhar os grãos seguindo a receita básica, e reservar parte da última água de cozimento. Triturar os grãos cozidos no liquidificador (adicionando um pouco da água de cozimento) ou no multiprocessador, ou máquina de moer, até obter uma massa homogênea. Transferir a massa para um refratário com tampa e guardar no refrigerador. Rende 500 gramas de massa básica de soja.

Medalhões de soja

Ingredientes

2 xícaras (chá) de massa básica, 1 colher (sopa) de farinha de aveia, ½ cebola ralada, 1 ovo inteiro, sal marinho, pimentão, orégano e pimenta a gosto

Preparo

Adicionar à massa básica, a aveia, o ovo e a cebola ralada. Misturar bem e acrescentar os temperos a gosto. Se necessário, acrescentar pão umedecido e espremido para acertar a textura da massa. Tomar porções grandes com uma colher e jogá-las na farinha de rosca. Formar os medalhões com 2 centímetros de espessura. Dourar no forno e servir com rodelas de limão ou com o molho de tomate (receita dada a seguir).

Hambúrguer de soja I

Ingredientes

2 xícaras (chá) de massa básica, 1 xícara (chá) de arroz cozido, 2 colheres (sopa) de cebola picada, 2 colheres (sopa) de salsa picada, 2 ovos, 1 xícara (chá) de migalhas de pão, sal marinho e pimenta a gosto

Preparo

Misturar todos os ingredientes até obter uma massa homogênea. Formar bifes redondos (usar a boca de um copo para cortar) e assar em forno moderado até que dourem, por cerca de 45 minutos.

Hambúrguer de soja II

Ingredientes

1 xícara (chá) de massa básica, 1 colher (sopa) de germe de trigo, 1 colher (sopa) de farinha de aveia, 2 colheres

(sopa) de molho shoyu, I cebola picada, sal marinho, pimenta e orégano a gosto (se quiser, acrescentar outros temperos a gosto), farinha de rosca para empanar

Preparo

Misturar todos os ingredientes menos a farinha de rosca. Formar os hambúrgueres, e passá-los pela farinha de rosca. Fritar em panela antiaderente com azeite quente até ficarem dourados por fora.

Almôndegas de soja

Ingredientes

I e ½ xícara (chá) de massa básica, ½ xícara (chá) de farinha de rosca, I ovo inteiro, I cebola grande, I colher (sopa) de farinha de trigo, I pitada de açúcar mascavo, 2 tomates, ½ xícara (chá) de caldo de legumes, queijo ralado, salsa picada, sal marinho e noz-moscada a gosto

Preparo

Colocar numa tigela a massa básica, a farinha de rosca, o ovo, ½ cebola bem picada, metade da farinha de trigo, o queijo ralado e a salsa picada. Misturar bem e temperar a gosto. Formar as almôndegas. Separadamente, preparar um molho colocando um pouco de azeite para refogar a outra metade da cebola bem picada. Juntar os tomates descascados e triturados. Cozinhar até apurar um pouco mais o molho e adicionar a outra metade da farinha. Misturar bem com uma colher de pau. Adicionar o caldo de legumes e temperar a gosto, usando I pitada de mascavo para tirar a acidez. Cozinhar um pouco mais para encorpar. Colocar as almôndegas no molho e deixar reduzir um pouco mais. Servir acompanhadas de arroz integral ou um risoto colorido feito com legumes picados.

Suflê de soja

Ingredientes

1 xícara (chá) de massa básica, ½ litro de leite de soja ou de vaca desnatado, 4 ovos inteiros, ½ xícara (chá) de queijo ralado, 1 cebola grande, sal marinho, pimenta e salsa a gosto

Preparo

Adicionar à massa básica o leite, as gemas batidas, a cebola picada (previamente refogada em pouco azeite) e o queijo ralado. Condimentar com os temperos a gosto e incorporar as claras em neve. Untar um pirex com um filme de azeite e a farinha de rosca, e adicionar o creme. Cozinhar em forno médio por uns 20 minutos. Servir imediatamente.

Trouxinhas de repolho

Ingredientes

Folhas de repolho, 1 xícara (chá) de massa básica, ¾ de xícara (chá) de purê de cará ou inhame, 1 cebola grande, 1 ovo inteiro, 1 colher (sopa) de farinha de trigo, 2 colheres (sopa) de queijo ralado, salsa picada a gosto

Do molho: 2 tomates descascados, 1 cebola média, 1 colher (sopa) de farinha de trigo, 2 xícaras (chá) de caldo de legumes, 1 pitada de açúcar mascavo, sal marinho, pimenta, manjericão a gosto

Preparo

Das trouxinhas: Separar folhas grandes de repolho e cozinhar em água e sal marinho por cinco minutos. Coar e reservar. Preparar o recheio colocando numa tigela funda a massa básica, o purê de cará, a cebola grande ralada, o ovo, a farinha de trigo, o queijo ralado e a salsa picada. Misturar bem e temperar a gosto. Colocar uma colherada abundante de recheio em cada folha de repolho, embrulhar e prender com um palito.

Do molho: Refogar a cebola picada com pouco azeite e adicionar os tomates triturados. Cozinhar um pouco e acrescentar a farinha, misturando bem. Adicionar o caldo e cozinhar um pouco mais. Acertar o tempero. Colocar as trouxinhas nesse molho e cozinhar em fogo baixo por 15-20 minutos. Se necessário, adicionar mais caldo. Quando as trouxas estiverem cozidas, condimentar com o açúcar mascavo e a salsa.

Nhoque de soja

Ingredientes

1 xícara (chá) de massa básica, ½ xícara (chá) de água gelada, 1 colher (sopa) de azeite de oliva, 1 ovo inteiro, 2 colheres (sopa) de farinha de trigo, 2 colheres (sopa) de queijo ralado, 2 colheres (sopa) de coalhada seca, 1 cebola, caldo de legumes, sal marinho e noz-moscada a gosto

Preparo

Bater a água gelada com o azeite até emulsionar. Agregar o ovo e continuar batendo. Incorporar a massa básica, a farinha, o queijo ralado, a coalhada e a cebola previamente refogada em pouco azeite. Temperar com o sal e a noz-moscada. Caso necessário, acertar a textura da massa com mais farinha de trigo. Cortar os nhoques e cozinhar no caldo de legumes. Servir com algum dos molhos cujas receitas são dadas mais adiante.

Patê de soja com tomate

Ingredientes

1 xícara (chá) de massa básica, 300 g de tomates maduros descascados e triturados, 1 colher (sopa) de azeite de oliva,

1 colher (sopa) de queijo parmesão ralado, sal marinho, cebola, alho, salsa e pimenta a gosto

Preparo

Dourar a cebola picada e o alho amassado no azeite. Acrescentar o suco dos tomates triturados, a massa básica e os demais temperos. Deixar apurar. Retirar do fogo. Misturar o queijo ralado e servir quente ou frio acompanhando canapés, pães ou torradas.

Patê de soja e azeitona

Ingredientes

1 xícara (chá) de massa básica, 2 colheres (sopa) de azeitona picada, 2 colheres (sopa) de maionese de soja (ver receita adiante), ½ colher (sopa) de mostarda, cebola, alho, molho shoyu, orégano e pimenta a gosto

Preparo

Refogar a cebola ralada e o alho amassado em pouco azeite. Misturar a massa básica e as azeitonas picadas. Deixar esfriar e misturar a maionese e a mostarda. Acertar o tempero com o molho shoyu e o orégano. Usar em canapés, bolachas ou torradas.

Caldo verde

Ingredientes

1 e ½ litro de água, 4 inhames médios, 1 xícara (chá) de massa básica, 1 maço de couve manteiga, 1 colher (sopa) de azeite de oliva, cebola, alho e sal marinho a gosto

Preparo

Refogar no azeite a cebola picada e o alho amassado. Juntar a água e adicionar os inhames. Cozinhar até que estejam macios. Em separado, amassar os inhames e levar de volta ao caldo. Acrescentar a massa básica de soja. Cozinhar mexendo bem por cerca de cinco minutos. Juntar a couve picada bem fininha. Deixar ferver por outros cinco minutos e temperar a gosto. Servir e decorar com cubos de pão torrado.

Sopa creme de cebola

Ingredientes

2 xícaras (chá) de massa básica, 2 colheres (sopa) de cheiro-verde picado, 1 dente de alho, 5 cebolas grandes e picadas, 2 colheres (sopa) de azeite de oliva, sal marinho, 1 colher (sopa) de queijo parmesão ralado

Preparo

Refogar a massa básica com metade do azeite, o cheiro-verde, 1 cebola e sal a gosto. Mexer bem até a massa soltar da panela. Reservar. Fritar as outras 4 cebolas e o alho no restante do azeite até que fique transparente. Acrescentar o refogado à massa de soja, colocar água suficiente para dar a consistência de um creme, e deixar cozinhar por 15 minutos. Passar no liquidificador e servir quente com torradas e queijo parmesão.

Sopa creme de soja

Ingredientes

1 xícara (chá) de massa básica, 1 cebola picada, 1 colher (sopa) de azeite de oliva, 2 colheres (sopa) de arroz integral, 2 xícaras (chá) de caldo de legumes, cubos de pão torrado, sal marinho e pimenta a gosto, salsa e cebolinha para decorar

Preparo

Refogar a cebola no azeite. Acrescentar a massa básica de soja e o caldo de legumes. Quando levantar fervura, juntar o arroz e deixar ferver até estar cozido. Acertar os temperos e servir com cubos de queijo magro, salsa e cebolinha picadas.

Sopa de bertalha

Ingredientes

1 maço de bertalha, 2 colheres (sopa) de azeite de oliva, 1 xícara (chá) de massa básica, ½ litro de leite desnatado, 4 colheres (sopa) de molho shoyu, pimenta e noz-moscada a gosto

Preparo

Dissolver a massa básica no leite e levar ao fogo. Adicionar a bertalha e cozinhar por cerca de dez minutos. Temperar com sal, pimenta e noz-moscada. Na hora de servir juntar o molho shoyu.

Massa de empadão

Ingredientes

1 xícara (chá) de massa básica, maionese de soja (ver receita adiante), 3 colheres (sopa) de farinha de trigo

Preparo

Misturar a massa com a farinha de trigo e adicionar a maionese até que a massa solte dos dedos. Forrar um pirex (o fundo e também as bordas) com a massa e despejar o recheio de sua preferência. Cobrir com a mesma massa. Pincelar o empadão com uma gema de ovo e assar em forno médio.

Receitas com farinha de soja

Por ser uma forma integral da soja, essa é uma das principais opções de seu consumo saudável. A farinha de soja também é conhecida como kinako, e pode ser integral ou desengordurada. Atenção aos rótulos quando for comprar, pois a opção mais saudável é a integral.

Farinha integral de soja

Ingredientes
3 xícaras (chá) de grãos de soja escolhidos e sem lavar, 3 litros de água

Preparo
Dar o choque térmico (página 88), escorrer bem os grãos, e colocá-los para secar sobre um pano de algodão limpo e seco, ou sobre papel toalha, por cerca de uma hora. Torrar os grãos em forno baixo por cerca de uma hora, mexendo sempre com o auxílio de colher de pau, como se faz para torrar amendoim. Triturar os grãos torrados no liquidificador ou em máquida de moer carne, ou processador. Peneirar a farinha obtida, utilizando peneira fina. Armazenar a farinha integral de soja em recipiente seco e fechado e manter em geladeira. Por ser integral, sua validade é 30 dias.

Panqueca de soja e abóbora

Ingredientes
3 colheres (sopa) de farinha de soja ou *kinako*, ¾ de xícara (chá) de leite de soja morno, 2 ovos, 2 xícaras (chá) de purê de abóbora (bem escorrida e amassada), 1 cebola, ¾ de xícara (chá) de leite de soja frio, 1 colher (sopa) de azeite de oliva

Preparo

Molhar a farinha de soja com o leite morno. Bater os ovos, adicionar à farinha molhada e misturar bem. Acrescentar o purê de abóbora, a cebola ralada, o azeite e o leite frio, misturando continuamente. Caso a massa fique muito mole, adicionar um pouco mais de farinha de trigo. Preparar as panquecas numa panquequeira antiaderente. Rechear a gosto e servir quente.

Panqueca de soja

Ingredientes

2 xícaras (chá) de farinha de trigo, ½ xícara (chá) de farinha de soja ou *kinako*, 1 colher (chá) de açúcar mascavo, 1 pitada de sal marinho, 2 ovos, 3 xícaras de leite desnatado, 1 colher (sopa) de azeite de oliva

Preparo

Peneirar as farinhas e o sal juntos. Dissolver o melado em uma xícara (chá) de leite. Bater os ovos e adicionar ao leite adoçado. Incorporar os ingredientes em pó e bater até desfazer os grumos. Adicionar aos poucos as duas xícaras restantes de leite e o azeite misturando bem. Deixar repousar por meia hora. Preparar as panquecas e rechear a gosto. Cobrir com um dos molhos a seguir, pulverizar com queijo ralado e levar ao forno para dourar.

Polenta com molho de tomate

Ingredientes

2 xícaras (chá) de fubá, 2 colheres (sopa) de farinha de soja ou *kinako*, 4 copos de leite de soja, 1 colher (sopa) de azeite de oliva, 2 xícaras (chá) de água, sal marinho e queijo ralado a gosto

Preparo

Misturar o fubá com a farinha de soja. Acrescentar o leite, a água, o azeite e o sal. Levar para cozinhar, mexendo para não encaroçar. Retirar do fogo e colocar em um pirex. Deixar esfriar um pouco e decorar com molho de tomate e queijo ralado.

Molho de tomate

Ingredientes

1 colher (sopa) de farinha de soja ou *kinako*, ½ colher (sopa) de farinha de trigo, 1 xícara (chá) de tomates triturados em 1 xícara (chá) de água, 1 cebola grande picada, 1 colher (sopa) de azeite de oliva, 2 fatias de ricota defumada em cubos ou ralada, sal marinho, cravo e pimenta a gosto

Preparo

Refogar a cebola picada no azeite. Acrescentar as farinhas e deixar dourar um pouco. Adicionar o cravo, o sal e a pimenta. Misturar bem e acrescentar os tomates triturados. Deixar cozinhar para reduzir um pouco o volume e apurar os temperos. Servir sobre a polenta, nhoques ou massas.

Molho branco

Ingredientes

½ colher (sopa) de farinha de soja ou *kinako*, ½ colher (sopa) de farinha de trigo, 1 colher (chá) de azeite de oliva, ½ litro de leite desnatado quente, sal marinho, pimenta e noz-moscada a gosto

Preparo

Aquecer o azeite, acrescentar as farinhas e mexer com uma colher de madeira até incorporar no azeite. Acrescentar pouco a pouco o leite quente, cuidando para que não se formem grumos. Adicionar os temperos, acertar o sal e cozinhar em fogo baixo até obter a cremosidade de um molho. Servir sobre nhoques ou massas.

Molho de maçã

Ingredientes

½ colher (sopa) de farinha de soja ou *kinako*, ½ colher (sopa) de farinha de trigo, 1 colher (chá) de azeite de oliva, 1 maçã descascada e ralada, 1 cebola ralada, 1 xícara (chá) de leite desnatado quente, 2 colheres (sopa) de queijo cottage, sal marinho e cravo a gosto

Preparo

Dourar a maçã e a cebola ralada no azeite. Acrescentar as farinhas mexendo sempre. Adicionar o leite quente lentamente. Temperar mantendo o fogo baixo e mexendo sempre. Desligar o fogo e misturar delicadamente com o cottage. Servir sobre nhoques ou massas.

Croquetes de abóbora

Ingredientes

2 xícaras (chá) de purê de abóbora, ½ xícara (chá) de farinha de soja ou *kinako*, 1 colher (sopa) de salsa picada, 1 colher (sopa) de cebolinha verde picada, 1 colher (sopa) de azeite de oliva, pimenta, orégano, cominho e sal marinho a gosto, queijo fresco picado em cubos

Preparo

Misturar tudo, menos o queijo. Montar os croquetes, colocando o cubo de queijo no centro como recheio. Arrumá-los numa fôrma previamente untada e polvilhada.

Polvilhar queijo ralado sobre cada croquete e assar em forno médio.

Pãozinho de minuto de soja

Ingredientes

1 e ½ xícara (chá) de farinha de soja ou *kinako*, 1 xícara (chá) de farinha integral, ½ xícara (chá) de amido de milho, 1 colher (sopa) de fermento em pó, 1 colher (sopa) de açúcar mascavo, 1 colher (chá) de sal marinho, 3 colheres (sopa) de azeite de oliva, 1 xícara (chá) de leite desnatado, 1 colher (sopa) de erva-doce, 1 colher (chá) de canela em pó

Preparo

Misturar todos os ingredientes secos, depois o leite e o azeite. Fazer bolinhas e colocar em fôrma untada para assar.

Torta farofa de maçã

Ingredientes

6 maçãs, 1 xícara (chá) de farinha de trigo, 1 xícara (chá) de farinha de soja ou *kinako*, ½ xícara (chá) de açúcar mascavo, suco fresco de 1 limão, 1 colher (sopa) de canela em pó, 1 colher (sopa) de azeite de oliva

Preparo

Fazer uma farofa com as farinhas, o azeite e o açúcar mascavo. Descascar as maçãs e eliminar as sementes. Cortar as maçãs em lâminas. Regá-las com o suco de limão. Untar e enfarinhar uma fôrma. Arrumar o fundo da fôrma com as maçãs e depois a farofa por cima. Pôr no forno por 30 minutos. Desenformar depois de fria e servir com creme de baunilha, queijo cottage ou um pedaço de queijo frescal.

Pãozinho doce de soja

Ingredientes

2 xícaras (chá) de farinha de trigo, ½ xícara (chá) de farinha de soja ou *kinako*, 1 colher (chá) de fermento em pó, 1 pitada de sal, 4 colheres (sopa) de azeite de oliva, 1 ovo inteiro, 1 colher (sopa) de açúcar mascavo, ½ xícara (chá) de suco de laranja, raspas de casca de laranja

Preparo

Peneirar todos os ingredientes em pó. Adicionar o azeite. Bater o ovo com o açúcar e acrescentar o suco de laranja e suas raspas. Juntar aos pós e amassar sobre uma mesa esfarinhada. Abrir a massa até 2 centímetros de espessura. Cortar na fôrma que desejar e arrumar em assadeira untada. Assar em forno moderado por cerca de dez minutos. Servir quente ou frio.

Muffins de maçã e canela

Ingredientes

1 e ¼ de xícara (chá) de farinha de trigo integral, 2 colheres (sopa) de farinha de soja ou *kinako*, ½ colher (sopa) de fermento em pó, 1 pitada de bicarbonato de sódio, ½ xícara (chá) de suco de maçã, 1 maçã descascada e ralada, ½ xícara (chá) de nozes picadas, 3 colheres (sopa) de melado, noz-moscada e canela a gosto

Preparo

Numa tigela grande misturar todos os ingredientes, adicionando por último o fermento. Untar e polvilhar formas de empadinha e assar em forno médio, preaquecido, por 20 minutos.

Paçoca de farinha de soja

Ingredientes

3 xícaras (chá) de farinha de soja ou *kinako*, 1 xícara (chá) de amendoim torrado e moído, 1 xícara (chá) de açúcar mascavo, 1 colher (chá) de sal marinho

Preparo

Misturar todos os ingredientes e moer na máquina de moer carne. Guardar bem tampada em pote de vidro limpo e seco.

Granola com banana

Ingredientes

2 colheres (sopa) da granola de sua preferência, 2 colheres (sopa) de *kinako*, 1 banana nanica picada (ou a fruta de sua preferência), 1 pote de iogurte desnatado (ou ½ xícara de leite desnatado)

Preparo

Colocar em uma tigela todos os ingredientes secos e adicionar o iogurte.

Lanche matinal

Ingredientes

½ xícara (chá) de fruta picada, 3 colheres (sopa) de aveia em flocos, 2 colheres (sopa) de *kinako*, 1 colher (chá) de uvas-passas, 1 copo de leite desnatado ou 1 copo de iogurte natural desnatado

Preparo

Colocar todos os ingredientes secos em uma tigela e adicionar o leite. Opcional: Bater tudo no liquidificador e beber como uma vitamina.

Torta de banana

Ingredientes

2 xícaras (chá) de farinha de soja, 1 xícara (chá) de açúcar, 1 colher (sopa) de fermento em pó, 150 g de manteiga, 12 bananas nanicas maduras, 4 ovos inteiros

Preparo

Misturar o açúcar, as farinhas e o fermento e peneirar. Juntar a manteiga e preparar uma farofa, esfregando os ingredientes com as mãos. Untar uma assadeira média e polvilhar com farinha de trigo. Colocar metade da farofa e cobrir com as bananas cortadas em 3 partes (no sentido do comprimento). Cobrir com o restante da farofa, sem apertar. Bater os ovos inteiros e colocar sobre a última camada com a ajuda de um garfo. Polvilhar com canela em pó e levar ao forno, em temperatura média, por aproximadamente 25 minutos.

Pão caseiro com farinha de soja

Ingredientes

1 xícara (chá) de água morna, 2 ovos, ½ xícara (chá) de azeite de oliva, 3 colheres (sopa) rasas de açúcar, 1 colher (chá) de sal, 1 xícara (chá) de *kinako*, 5 xícaras (chá) de farinha de trigo, 2 tabletes de fermento biológico

Preparo

Do fermento: Em um recipiente, dissolver o fermento em água morna, adicionar o açúcar e uma xícara de farinha de trigo. Cobrir com um plástico e deixar em repouso por 15 minutos.

Da massa: Misturar ao fermento já preparado o azeite, o sal, os ovos e a farinha de soja. Adicionar aos poucos o restante da farinha de trigo, trabalhando a massa até que os ingredientes se unam e a massa desprenda dos dedos. Moldar os pães no formato desejado. Dispor em formas untadas e polvilhadas. Deixar crescer por uma hora e assar por aproximadamente 30 minutos, em forno já pré-aquecido numa temperatura média à baixa. Rende 2 pães.

Vitamina de laranja e limão (de manhã)

Ingredientes

2 colheres (sopa) de farinha integral de soja, 1 colher (sopa) de semente de linhaça pré-hidratada (deixar de molho, por pelo menos 4 horas, 1 colher de sopa de semente de linhaça em 4 colheres de sopa de água), suco de 2 laranjas, suco de 1 limão. Opcional: folhas de hortelã ou couve.

Preparo:

Bater tudo no liquidificador até ficar espumante. Opcional fazer na centrífuga ou coar. Servir imediatamente.

Vitamina de banana e maçã (à tarde)

Ingredientes

2 colheres (sopa) de farinha integral de soja, 1 colher (sopa) de semente de linhaça pré-hidratada (deixar de molho, por pelo menos 4 horas, 1 colher de sopa de semente de linhaça em 4 colheres de sopa de água), 1 banana nanica picada, 1 maçã sem as sementes, ½ copo de água de coco.

Preparo

Bater tudo no liquidificador até ficar bem cremoso. Servir imediatamente.

Vitamina de abacate e limão (à noite)

Ingredientes

2 colheres (sopa) de farinha integral de soja, 1 colher (sopa) de semente de linhaça pré-hidratada (deixar de molho, por pelo menos 4 horas, 1 colher de sopa de semente de linhaça em 4 colheres de sopa de água), 3 colheres (sopa) de abacate, suco de 1 limão, ½ copo de leite de soja.

Preparo

Bater tudo no liquidificador até ficar espumante. Servir imediatamente.

Receitas com leite de soja

Esse não é um derivado integral da soja. É ideal que seja consumido integrado a outros vegetais integrais

Receita básica de leite de soja

Ingredientes

2 xícaras (chá) de grãos de soja escolhidos e sem lavar, 4 litros de água, 1 pitada de sal, 3 colheres (sopa) de açúcar

Preparo

Dar o choque térmico (página 88) usando 1 litro de água fervente. Escorrer a água e lavar os grãos em água corrente. Colocar o restante da água (3 litros) para ferver e cozinhar os grãos por cinco minutos. Deixar esfriar sem descartar a água do cozimento. Quando estiver morno, dividir em duas partes (grãos + água). Bater cada uma das partes no liquidificador por 3 minutos. Juntar toda a massa obtida e cozinhar em uma panela aberta por dez minutos, reduzindo a chama após iniciar a fervura, mexendo sempre para não pegar no fundo da panela. Deixar esfriar, e quando estiver morno, coar a massa cozida em pano de algodão limpo, espremendo bem com o auxílio das mãos. O líquido filtrado é o leite de soja. A massa restante (resíduo) é a *okara*. Levar o leite para ferver por 2 minutos. Adicionar os condimentos, o açúcar e o sal. Manter em geladeira. Rende 1 litro de leite de soja. *Dicas:* Para obter sabores diferentes e enriquecer o leite com cálcio, basta acrescentar ervas (folhas verdes) como anis, hortelã, alface e especiarias, como canela, cravo, baunilha, etc. Para enriquecer de cálcio qualquer vitamina ou mingau feito com leite de soja, acrescentar 2 colheres (sopa) de ricota magra (ou tofu) amassada com 3 colheres (sopa) de iogurte desnatado.

Leite de soja improvisado

Ingredientes

2 xícaras (chá) de farinha de soja, 2 xícaras (chá) de água fria, 1 e ½ litro de água quente, 1 colher (sopa) de melado ou mel, 1 pitada de sal marinho

Opcional: idem dicas da receita básica.

Preparo

Misturar a farinha com a água fria, cuidando para não deixar formar grumos. Irá formar uma pasta. Deixar repousar por uns 20-30 minutos. Ferver a água e retirar do fogo. Ir adicionando-a à pasta de farinha e mexendo vigorosamente por cerca de 15 minutos. Quando estiver fria, coar num tecido para eliminar qualquer resíduo. Voltar ao fogo brando, mexendo sempre com uma colher de madeira, por dez minutos. Desligar o fogo e adicionar os condimentos. Conservar na geladeira.

Doce de leite de soja

Ingredientes

1 litro de leite de soja, 2 xícaras (chá) de açúcar cristal, 1 colher (sopa) de manteiga, 1 colher (sopa) de essência de baunilha, 2 colheres (sopa) de amido de milho

Preparo

Numa panela grande, colocar o leite e ferver por 40 minutos em fogo baixo. Deixar um pires emborcado no fundo da panela para que o leite não transborde. Ao final dos 40 minutos, retirar o pires, juntar o açúcar e cozinhar, mexendo com uma colher de pau, por mais cinco minutos. O doce vai ficar no ponto de comer com colher. Para ponto de tablete, cozinhar a mistura por mais 15 minutos, despejar numa superfície fria (pia) e cortar em tabletes.

Leite condensado escurinho de soja

Ingredientes

1 litro de leite de soja caseiro, 1 e ½ xícara (chá) de açúcar mascavo ou demerara

Preparo

Juntar o leite e o açúcar. Levar ao fogo, mexendo sempre. Esperar levantar fervura e abaixar o fogo. Cozinhar o suficiente para o leite engrossar. Quanto estiver bem grosso, retirar do fogo e bater na batedeira até que o leite esfrie completamente. Colocar o leite num pote de vidro e cozinhar em banho-maria por mais uma hora. Guardar na geladeira.

Leite condensado econômico

Ingredientes

1 xícara de leite de soja em pó, ½ xícara (chá) de leite de soja, 1 colher (sopa) de azeite de oliva, 4 colheres (sopa) de açúcar demerara, 1 colher (chá) de essência de baunilha

Preparo

Juntar todos os ingredientes no liquidificador e bater. Guardar o leite condensado em potes bem fechados na geladeira. Usar como substituto do leite condensado de vaca, no café, como recheio de tortas, nas vitaminas, nas frutas do café da manhã, como cobertura de bolos, nas sobremesas em geral.

Sugestão: Se quiser variar, acrescentar a esta receita suco de 1 limão e raspas da sua casca para que ele fique azedinho, ou ainda, 1 colher (sopa) de cacau em pó e assim terá leite condensado sabor chocolate.

Sequilhos

Ingredientes

1 xícara de leite condensado de soja, 1 kg de amido de milho, 1 xícara (chá) de açúcar, 200 g de manteiga, 3 ovos, 1 colher (sopa) de fermento em pó

Preparo

Preparar um creme com a manteiga, o açúcar, os ovos e o leite condensado de soja. Juntar o amido de milho e o fermento e amassar bem. Moldar os sequilhos na fôrma desejada. Levar para assar em formas untadas e polvilhadas com farinha de trigo. Assar em forno médio por aproximadamente cinco minutos.

Docinhos brasileiros

Com o leite condensado de soja obtido nas receitas dadas, podem ser preparados o brigadeiro, o beijinho, o cajuzinho e o olho de sogra. Para o preparo basta misturar uma xícara (chá) do leite condensado de soja com uma xícara (chá) de leite de vaca desnatado e os demais ingredientes da sua receita tradicional. Fazer até mesmo o famoso pudim de leite.

Maionese de soja

Ingredientes

1 xícara de leite de soja gelado, 1 colher (sopa) de suco fresco de limão, 1 colher (sopa) de cebola picada, azeite de oliva gelado, sal marinho e pimenta a gosto

Preparo

Bater todos os ingredientes, com exceção do azeite, no liquidificador. Adicionar lentamente o azeite no centro e seguir batendo até obter consistência firme. Deixar gelar por uma hora antes de usar. Guardar na geladeira em potes tampados. Pode ser usada como substituta da maionese comum: no pão, em saladas, patês, etc. Variar o sabor com um dente de alho, mostarda ou ervas frescas.

Maionese de soja e cenoura

Ingredientes

1 copo de leite de soja, 1 colher (sopa) de suco de limão, 6 colheres (sopa) de azeite de oliva, 3 ou 4 cenouras cozidas, missô ou sal marinho a gosto, temperos a gosto: salsa, orégano, manjericão, cebolinha, azeitona, alho, entre outros

Preparo

Levar ao liquidificador o leite e o suco de limão e ir acrescentando aos poucos a cenoura cozida até obter a consistência cremosa. Adicionar então o azeite, os temperos e o missô e seguir batendo até obter um creme homogêneo. Opcional: Outros vegetais poderão ser usados no lugar da cenoura para dar corpo à maionese, como abóbora, abobrinha, mandioca, mandioquinha, cará, inhame, etc.

Maionese de soja e azeitona

Ingredientes

1 xícara de leite de soja gelado, 1 colher (sopa) de suco fresco de limão, 1 colher (chá) de sal marinho, 5 azeitonas picadas, ¼ de cebola picada, azeite de oliva gelado

Preparo

Adicionar todos os ingredientes, com exceção do azeite, no liquidificador. Colocar lentamente o azeite no centro da massa até atingir uma consistência firme, quando o liquidificador não consegue mais bater.

Manteiga de soja

Ingredientes

½ xícara (chá) de leite de soja em pó (sem açúcar), ½ xícara (chá) de água, ½ xícara (chá) de azeite de oliva, missô a gosto

Preparo

Juntar tudo no liquidificador e bater até adquirir consistência firme. Guardar num pote tampado na geladeira.

Iogurte de soja

Preparo

Ao final do preparo do leite de soja, colocá-lo num vidro ou bacia e cobri-lo com um pano até amornar (cerca de 44°C). Abafar o recipiente com um pano ou jornal, colocar dentro de um armário ou no forno (desligado), e deixar que vire iogurte naturalmente, o que leva cerca de dois dias. Uma vez pronto, conservar na geladeira.

Usar da mesma maneira que o iogurte convencional: com granola; com frutas picadas; batido numa vitamina; num molho para salada com ervas, azeite e limão; num patê ou pasta, etc.

Iogurte de soja com ameixa

Ingredientes

300 gramas de ameixa seca, 1 litro de leite de soja

Preparo

Deixar a ameixa de molho no leite de soja por uma hora. Retirar as sementes e triturar no liquidificador. Colocar essa mistura numa tigela e levar para gelar por no mínimo 24 horas. Quanto mais deixar gelar mais terá uma consistência de iogurte.

Requeijão de soja

Ingredientes

1 xícara (chá) de farinha de soja integral torrada, 1 xícara (chá) de água filtrada, 1 dente de alho, 1 cubo de caldo de legumes, 1 colher (chá) de ervas finas, 1 colher (chá) de pimenta-do-reino, azeite suficiente para emulsionar

Preparo

Misturar a farinha com a água fria cuidando para não deixar formar grumos. Irá formar uma pasta. Deixar hidratar por uns cinco a dez minutos. Colocar no liquidificador. Acrescentar o alho, o cubo de caldo de legumes, as ervas finas e uma colher (sopa) do azeite. Ligar o liquidificador e acertar a textura do requeijão acrescentando o azeite suficiente para emulsionar e dar a cremosidade desejada. A textura final deverá ser como a de um requeijão. Acertar os temperos e despejar em potes com tampa.

Arroz doce

Ingredientes

1 litro de leite de soja, 5 colheres (sopa) de arroz integral, 2 gemas, cravo, canela e casca ralada de laranja a gosto, melado ou mascavo a gosto

Preparo

Ferver o leite de soja, acrescentar o arroz, as especiarias e o melado. Deixar cozinhar em fogo brando. Retirar do fogo e deixar esfriar. Bater as gemas e adicionar ao arroz doce já frio. Levar novamente ao fogo mexendo continuamente com uma colher de madeira até que cozinhe as gemas. Servir frio ou quente, pulverizando canela em pó.

Flan de leite de soja

Ingredientes

½ litro de leite de soja, 2 colheres (sopa) de amido de milho, 2 colheres (sopa) de açúcar mascavo ou melado (ou estévia líquida a gosto), 2 ovos inteiros, raspas de casca de limão, gotas de baunilha

Preparo

Bater todos os ingredientes no liquidificador. Caramelizar uma fôrma de pudim. Adicionar a mistura e cozinhar em banho-maria em forno médio. Servir acompanhado por uma fatia de queijo branco e decorar com sementes de gergelim.

Pudim de banana

Ingredientes

2 copos de leite de soja, 3 colheres (sopa) de amido de milho, 3 ovos, 4 bananas nanicas

Preparo

Bater todos os ingredientes no liquidificador. Colocar em fôrma previamente caramelizada e assar ou cozinhar em banho-maria por 40 minutos. Retirar o pudim da fôrma enquanto quente, e levar à geladeira.

Pudim de laranja

Ingredientes

2 xícaras (chá) de leite de soja, 1 xícara (chá) de açúcar demerara, 3 colheres (sopa) de amido de milho, 2 xícaras de suco de laranja-pêra e suco de ½ limão, estévia líquida a gosto

Preparo

Bater todos os ingredientes no liquidificador. Levar ao fogo, mexendo sempre até engrossar (cerca de dez minutos). Despejar em taças e levar à geladeira. Servir com uma calda de laranja.

Sorvete de manga

Ingredientes

1 litro de leite de soja, 1 e ½ copo de polpa coada de manga, 1 colher (sopa) de amido de milho, 1 clara em neve, melado ou mascavo a gosto

Preparo

Ferver o leite com o amido de milho e o açúcar até encorpar. Deixar esfriar. Misturar o creme de manga e bater tudo no liquidificador. Levar ao congelador por uma hora. Voltar a bater no liquidificador. Juntar a clara em neve delicadamente e voltar ao congelador. Servir decorado com cubos de tofu (ou queijo magro) e de manga.

Suco rico de frutas

Ingredientes

1 copo de leite de soja, 1 copo de leite (ou iogurte) desnatado, ½ copo de suco de laranja, 6 morangos, estévia líquida a gosto

Opcional: folhas de hortelã e sementes de linhaça.

Preparo

Bater tudo no liquidificador e servir gelado.

Banana enriquecida

Ingredientes

1 banana nanica descascada e amassada com um garfo (ou 2 bananas prata), 1 colher (sopa) de germe de trigo, 1 colher (sopa) de aveia em flocos, 2 colheres (sopa) de leite de soja em pó, semente crua de gergelim (ou linhaça) a gosto

Preparo

Num prato fundo, juntar todos os ingredientes e misturar bem com um garfo. Servir imediatamente.

Mingau de aveia

Ingredientes

2 xícaras (chá) de leite de soja, 2 colheres (sopa) de aveia em flocos finos, ½ colher (sopa) de farelo de aveia, 1 pau de canela, estévia líquida a gosto

Preparo

Aquecer o leite com o pau de canela. Adicionar a aveia e deixar encorpar em fogo baixo. Retirar do fogo e acertar o sabor com a estévia. Servir e decorar com sementes cruas de gergelim ou linhaça.

Bolo de fubá escaldado

Ingredientes

1 copo americano de fubá, 1 colher (chá) de erva-doce, 2 copos de leite de soja, ½ copo de açúcar mascavo ou melado, 1 colher (chá) de canela em pó, ½ colher (chá) de noz-moscada ralada (opcional), 4 colheres (sopa) de azeite de oliva, 2 ovos, 1 copo de farinha de trigo branca, 2 colheres (chá) de fermento, 1 pitada de sal marinho

Preparo

Colocar numa tigela o fubá e a erva-doce. Levar o leite até fervura com o mascavo, canela e noz-moscada. Escaldar o fubá com este leite. Deixar esfriar e acrescentar o azeite, as gemas batidas, a farinha, o sal e, por último, o fermento. Misturar bem até obter massa cremosa. Acrescentar delicadamente as claras em neve. Levar para assar em fôrma pré-untada e forno médio.

Flan de abóbora

Ingredientes

1 kg de abóbora japonesa cozida, escorrida e amassada, 1 litro de leite de soja, gotas de baunilha, 1 colher (sopa) de amido de milho, 2 colheres (chá) de gelatina branca, 3 ovos, 4 colheres (sopa) de mel

Preparo

Ferver o leite e adicionar a baunilha, o amido de milho, as gemas batidas e o mel. Acrescentar o purê de abóbora e as claras em neve. Por último, agregar a gelatina pré-dissolvida em 2 colheres (sopa) de água morna. Caramelizar uma fôrma de pudim e adicionar o flan. Assar em banho-maria por cerca de 30 minutos. Desenformar e deixar esfriar. Manter na geladeira até servir.

Pãozinho de liquidificador

Ingredientes

2 tabletes de fermento biológico, 1 xícara (chá) de leite de soja, ½ xícara (chá) de açúcar demerara, 3 xícaras (chá) de farinha de trigo, ½ xícara (chá) de farinha de soja, 2 colheres (sopa) de azeite de oliva, 1 pitada de sal marinho

Preparo

Colocar no copo do liquidificador o fermento, o leite, o açúcar, o sal, o azeite e ½ xícara de farinha de trigo. Bater até ficar uma mistura homogênea. Despejar numa tigela e juntar o restante da farinha. Sovar bastante até obter massa lisa. Fazer bolinhas menores do que a palma da mão e colocar numa assadeira sem untar. Deixar crescer por uma hora dentro do forno. Não deixar as bolinhas muito perto umas das outras, nem muito grandes, pois elas irão dobrar de tamanho. Preaquecer o forno e assar os pãezinhos por 30 minutos ou até que a base do pãozinho esteja morena.

Pão com leite de soja

Ingredientes

2 xícaras (chá) de farinha de trigo integral, ½ xícara (chá) de farinha de trigo branca, 4 colheres (sopa) de leite de soja em pó, 3 colheres (sopa) de farinha de soja, 3 colheres (sopa) de germe de trigo cru, 1 colher (sopa) de melado, 1 colher (sopa) de tahine ou azeite de oliva, 1 tablete de fermento biológico, 1 pitada de sal marinho

Preparo

Dissolver o fermento em uma xícara de água. Juntar todos os ingredientes numa tigela grande. Amassar bastante e, se precisar, adicionar mais água. Deixar crescer por três horas. Assar em forno médio por uns 40 minutos.

Capuccino

Preparo

Adicionar ao seu cafezinho 2 colheres (chá) de leite de soja em pó e 1 pitada de canela. Fica muito saboroso. Ele promove uma saciedade e nutrição que o café não dá.

Receitas com *okara*

Farofa de *okara*

Ingredientes

3 xícaras (chá) de *okara*, 1 xícara (chá) de farinha de milho ou de mandioca torrada, 2 cenouras picadas e cozidas, 6 va-

gens picadas e cozidas, ½ kg de tomate descascado e picado, sal marinho, cebola, alho e salsa a gosto, 2 colheres (sopa) de azeite de oliva, 1 colher (sopa) de semente de linhaça

Preparo

Deixar de molho as sementes de linhaça em ¼ de xícara (chá) de água morna, por 30 minutos. Refogar a cebola e o alho no azeite. Acrescentar os legumes e demais temperos e deixar cozinhar até que o tomate cozinhe e amoleça. Adicionar o gel de linhaça (com as sementes hidratadas junto), a *okara* e a farinha. Misturar bem para impregnar os temperos. Provar e acertar o sabor. Servir acompanhando um ensopado de legumes ou feijão.

Croquetes de *okara*

Ingredientes

2 xícaras (chá) de *okara*, 1 xícara (chá) de carne moída magra (frango, vaca ou peixe), 2 colheres (sopa) de farinha de trigo, 1 colher (sopa) de azeite de oliva, 1 colher (sopa) de queijo ralado, 4 inhames cozidos e amassados, 1 ovo, 2 colheres (chá) de fermento, 4 colheres (sopa) de leite de soja, sal marinho, cebola, tomate, alho, salsa e pimenta a gosto, farinha de soja e farinha de rosca

Preparo

Refogar os temperos no azeite. Acrescentar a carne, a *okara* e o leite. Cozinhar por dez minutos. Retirar do fogo e acrescentar os demais ingredientes. Deixar esfriar e montar os croquetes, passando-os na farinha de soja, no ovo batido e na farinha de rosca. Fritar e servir quente.

Almôndegas de *okara*

Preparo
Cozinhar os croquetes montados acima no molho de tomates (ver receita a seguir).

Pão de *okara*

Ingredientes
Do fermento: 3 tabletes de fermento para pão, 3 colheres (sopa) de açúcar, 1 xícara (chá) de água morna, 1 xícara (chá) de farinha de trigo

Da massa: 2 xícaras (chá) de *okara*, ¼ de xícara (chá) de azeite de oliva, 3 colheres (sopa) de açúcar, 1 colher (sopa) rasa de sal, 5 xícaras (chá) de farinha de trigo

Preparo
Do fermento: Em um recipiente, dissolver o fermento com água e adicionar os demais ingredientes. Cobrir com plástico e deixar em repouso para crescer por 15 minutos.

Do pão: Misturar ao fermento a *okara*, o açúcar, o sal e o azeite. Adicionar aos poucos a farinha de trigo, trabalhando a massa até que os ingredientes unam-se e a massa desprenda-se dos dedos. Moldar os pães no formato desejado e dispor em fôrmas untadas e polvilhadas. Deixar crescer até dobrar de volume. Assar por 30 minutos em forno preaquecido.

Torta de mandioca

Ingredientes
Da massa: 1 kilo de mandioca, 1 xícara (chá) de *okara*, 1 xícara (chá) de salsa picada, ½ xícara (chá) de cebola picada, 4 colheres (sopa) de manteiga, 1 colher (chá) de açúcar

Do recheio: 300 g de carne de soja (PTS) hidratada (ver página 146), 5 dentes de alho, ½ cebola picada, ½ xícara (chá) de azeite de oliva, 20 azeitonas picadas, 1 cubo de caldo de legumes, ½ xícara (chá) de salsa picada, sal marinho a gosto

Preparo

Do recheio: Refogar no azeite a PTS previamente hidratada, junto com o sal, o alho e a cebola picados. Acrescentar a salsa picada. Deixar cozinhar e quando estiver com pouco caldo, retirar do fogo e reservar.

Da massa: Cozinhar a mandioca. Deixar esfriar, retirar os talos fibrosos e amassar com um garfo. Adicionar a salsa, a *okara* e a manteiga. Amassar bem até obter uma mistura homogênea. Num recipiente previamente untado abrir a metade da massa. Acrescentar o recheio. Cobrir com o restante da massa, pincelar com gema de ovo e salpicar queijo ralado. Levar ao forno para dourar. Servir quente ou frio.

Acarajé de soja

Ingredientes

1 e ½ xícara (chá) de *okara*, 1 ovo inteiro, farinha de trigo, óleo de girassol para fritar, sal marinho a gosto, 1 cebola média ralada, temperos verdes a gosto

Preparo

Misturar os ingredientes, deixando por último a farinha de trigo para dar liga à massa. Fritar em óleo não muito quente, como qualquer bolinho. Servir quente recheado a gosto.

Risoles de milho e soja

Ingredientes

Da massa: 2 xícaras (chá) de *okara*, 100 g de manteiga, 2 xícaras (chá) de leite de soja, 5 xícaras (chá) de farinha de trigo, 2 cubos de caldo de legumes

Do recheio: 3 xícaras (chá) de milho-verde, ½ litro de leite de soja, 2 cubos de caldo de legumes, 3 cebolas raladas, 2 colheres (sopa) de azeite de oliva, 3 colheres (sopa) de amido de milho

Da cobertura: 2 claras, 2 xícaras (chá) de farinha de rosca

Preparo

Da massa: Dissolver o caldo de legumes no leite de soja e reservar. Levar ao fogo a manteiga. Quando estiver derretida, adicionar a farinha de trigo e torrar levemente. Adicionar a *okara* e o leite diluído no caldo de legumes. Misturar até soltar do fundo da panela. Retirar a massa e colocar em um prato para esfriar e reservar.

Do recheio: Bater no liquidificador uma xícara (chá) de milho verde com o leite de soja. Coar a massa líquida obtida em peneira e reservar. Levar ao fogo a manteiga e refogar a cebola. Acrescentar o caldo de legumes, os temperos e o restante do milho. Juntar ao refogado o líquido coado, misturando sem parar. Dissolver o amido de milho em água fria e adicionar ao "mingau" da panela, misturando sempre. Cozinhar até engrossar. Após o cozimento, deixar esfriar um pouco para poder rechear os risoles.

Montagem: Abrir a massa sobre uma superfície lisa e polvilhada com farinha de trigo. Dispor o recheio e dobrar a massa. Cortar a massa recheada e dobrada com auxílio de um cortador, ou com a boca de um copo. Passar os risoles na clara de ovo e, a seguir, na farinha de rosca. Fritar em óleo quente.

Pudim de pão

Ingredientes

1 xícara (chá) de *okara*, 3 xícaras (chá) de leite de soja, 3 xícaras (chá) de sobras de pão, 1 ovo, 1 xícara (chá) de açúcar, canela em pó, cravo e casca de limão ralada a gosto, açúcar para caramelizar a fôrma

Preparo

Caramelizar uma fôrma para pudim. Colocar o pão de molho no leite de soja por 15 minutos. Bater essa mistura no liquidificador, juntando os demais ingredientes. Transferir esta massa semi-líquida para a fôrma previamente caramelizada. Assar em banho-maria por aproximadamente 25 minutos. Desenformar depois de frio.

Receitas com tofu

Queijo tofu

Ingredientes

2 litros de leite de soja, 5 colheres (chá) de sal amargo (sulfato ácido de magnésio), sal marinho

Preparo

Do coagulante: Dissolver 5 colheres (chá) de sal amargo em ½ xícara (chá) de água morna

Do tofu: Aquecer o leite de soja, sem deixar ferver. Desligar o fogo e adicionar o coagulante, misturando levemente. Deixar o leite de soja coagular por cerca de 30 minutos. Com o auxílio de uma escumadeira, transferir o coágulo para uma fôrma própria para queijo forrada com tecido (malha fina) úmido. Cobrir com tampa perfurada, prensar a fôrma (com pesos distribuídos uniformemente sobre a tampa) por dez minutos. Colocar a fôrma com o tofu dentro de um recipiente fundo que permita a cobertura com água gelada, e deixar por dez minutos. Desenformar removendo o pano. Armazenar o tofu em recipiente contendo água gelada. Dicas: Conservar o tofu sempre em geladeira por cinco dias no máximo, trocando a água diariamente. O sal amargo é normalmente vendido em farmácias e drogarias. Para o preparo do tofu, podem ser utilizadas fôrmas plásticas como aquelas utilizadas para a fabricação de queijo convencional.

Patê de tofu

Ingredientes

200 g de tofu cortado em cubos, 1 cebola grande picada, 2 dentes de alho amassados, 1 colher (sopa) de azeite de oliva, 1 colher (sopa) de queijo parmesão ralado, ½ cubo de caldo de legumes, ½ xícara (chá) de folhas de manjericão

Preparo

Fritar a cebola e o alho no azeite. Acrecentar o tofu e o ½ cubo de caldo de legumes e ir mexendo enquanto a água do tofu vai evaporando. Colocar no liquidificador, acrescentar o manjericão e o queijo ralado e bater até obter uma consistência homogênea. Servir quente ou frio.

Patê de tofu temperado

Ingredientes

1 xícara (chá) de tofu, ½ pimentão verde picado, ½ cebola picada, ½ xícara (chá) de maionese caseira, 2 colheres (sopa) de suco de limão, mostarda, sal marinho ou molho shoyu e pimenta a gosto

Preparo

Espremer o tofu num pano de cozinha para tirar o excesso de água. Misturar todos os ingredientes no liquidificador e bater bem. Conservar na geladeira.

Queijo de soja tipo ricota

Ingredientes

4 xícaras de grãos de soja já passados por choque térmico (página 88) e depois de 12 horas de molho, ¾ de xícara (chá) de suco fresco de limão, sal a gosto (grosso ou refinado)

Preparo

Bater a soja no liquidificador. Para cada xícara (chá) de grãos de soja utilizar 4 xícaras (chá) de água. Coar em um pano de algodão e levar o leite obtido ao fogo. Quando iniciar fervura, diminuir o fogo, acrescentar aos poucos o suco de limão e não mexer mais. Deixar em fogo brando até o coágulo obtido subir à superfície e formar uma massa ligada, firme e rígida. Despejar a massa (coágulo) em um pano de algodão sobre uma peneira. Lavar com água fervente por três vezes. Acrescentar sal e despejar o coágulo em uma fôrma plástica própria para queijo, forrada com pano de algodão fino ("pano de queijo"). Deixar prensado e escorrendo durante uma noite. Retirar da fôrma e armazenar em geladeira. Não é necessário deixar em água gelada, como normalmente se faz com o tofu. O queijo obtido tem a textura semelhante à do queijo tipo ricota.

Aperitivo de soja

Ingredientes

250 g de tofu, molho shoyu, cebolinha picada, orégano

Preparo

Cortar o tofu em cubos. Colocar os cubos em uma travessa e regar com o molho. Acrescentar a cebolinha picada e o orégano. Deixar marinando por uns 15 minutos e servir em recipientes apropriados.

Patê de tofu e missô

Ingredientes

1 xícara (chá) de tofu, 2 colheres (sopa) de missô, 1 colher (sopa) de azeite de oliva, 2 colheres (sopa) de suco de limão, 1 colher (chá) de sementes de gergelim cru com casca

Preparo

Espremer o tofu num pano de cozinha para tirar o excesso de água. No liquidificador, juntar todos os ingredientes e misturar bem. Se necessário, adicionar mais missô. Tirar do liquidificador e misturar com as sementes de gergelim. Conservar na geladeira.

Patê de cenoura

Ingredientes

1 xícara (chá) de tofu, 2 cenouras raladas, 3 colheres (sopa) de azeite de oliva, sal marinho, pimenta, gengibre ralado (ou em pó) e molho shoyu a gosto

Preparo

Espremer o tofu num pano de cozinha para tirar o excesso de água. Misturar tudo no liquidificador. Temperar a gosto. Conservar na geladeira.

Patê de azeitona preta

Ingredientes
20 azeitonas pretas sem os caroços, ½ xícara (chá) de tofu, sal marinho, pimenta, salsa e azeite de oliva a gosto

Preparo
Espremer o tofu num pano de cozinha para tirar o excesso de água. Misturar tudo no copo do liquidificador até obter uma pasta grossa e temperar a gosto. Conservar na geladeira.

Recheio para sanduíches

Ingredientes
250 g de tofu espremido no pano, 1 cenoura pequena ralada, 1 xícara (chá) de alface americana picada, ½ xícara (chá) de uvas-passas sem sementes, salsa e cebolinha picada, suco de limão, azeite de oliva, pimenta e sal marinho a gosto.

Preparo
Numa tigela, colocar o tofu amassado com um garfo, os demais ingredientes e todos os temperos. Misturar bem e acertar o tempero. Servir imediatamente com pão integral ou acompanhando um almoço rápido.

Tofu frito

Ingredientes
250 g de tofu, 2 colheres (sopa) de molho shoyu, suco fresco de 1 limão, gengibre em pó e pimenta-do-reino a gosto, farinha de rosca para empanar, azeite de oliva para fritar

Preparo

Cortar o tofu em tiras e colocar em uma travessa. Regar com o molho shoyu e o suco do limão e deixar marinar por uns 30 minutos. Passar as tiras pela farinha de rosca, retirar o excesso e fritar em azeite bem quente até dourar.

Fritada vegetariana

Ingredientes

100 g de tofu, 1 fatia grossa de queijo branco, 1 colher (sopa) de azeite de oliva, 1 xícara (chá) de cebola picada, 1 e ½ xícara (chá) de brócolis (ou couve-flor), 1 e ½ xícara (chá) de cogumelos, 3 ovos batidos, sal marinho e pimenta a gosto

Preparo

Esfarelar o tofu e fritá-lo levemente numa panela antiaderente. Acrescentar a cebola, o brócolis e o cogumelo. Cozinhar em fogo brando, mexendo com uma colher de madeira. Acertar o tempero com sal e pimenta. Adicionar o queijo branco e esperar derreter. Adicionar os ovos batidos. Ajudar que ele penetre através dos legumes. Virar a fritada com a ajuda de um prato e fritar do outro lado. Servir quente.

Espetinho vegetariano

Ingredientes

1 berinjela em cubos de 3 por 3 centímetros, 1 cebola grande em cubos, 3 tomates cortados em 4, ½ pimentão vermelho, ½ pimentão verde picado em quadrados, 1 maçã descascada e cortada em cubos, 250 g de tofu em cubos, 2 cenouras levemente cozidas e cortadas em pedaços, molho de missô (receita dada anteriormente)

Preparo

Colocar todos os ingredientes numa tigela funda. Adicionar o molho e deixar marinando por duas horas, revolvendo de vez em quando. Montar os espetinhos, alternando os componentes de maneira a ficarem bem coloridos. Arrumar os espetos apoiados nas laterais de uma assadeira. Levar para assar no forno ou preferencialmente na churrasqueira.

Receita básica de maionese de tofu

Ingredientes

250 g de tofu, 2 colheres (sopa) de azeite de oliva, 2 colheres (sopa) de suco de limão, 1 colher (sopa) de mostarda, sal marinho ou missô a gosto

Preparo

Ferver o tofu numa panela com água, durante 3 minutos. Espremer a água do tofu e colocar no copo do liquidificador. Juntar todos os ingredientes e bater até obter uma consistência cremosa e lisa. Deixar gelar por uma hora antes de usar. Conservar na geladeira. Validade: três dias.

Maionese de tofu com beterraba

Ingredientes

250 g de tofu, ¼ de beterraba cozida, 2 colheres (sopa) de água, ½ colher (sopa) de mostarda, 1 colher (sopa) de cebola picada, 1 colher (chá) de orégano, 1 colher (chá) de sal marinho, 1 colher (chá) de azeite de oliva

Preparo

Colocar no liquidificador a cebola, a água, a beterraba, a mostarda, o azeite, o orégano, o sal e metade do tofu. Bater por 1 minuto e meio. Acrescentar a outra metade do tofu e bater mais 1 minuto. Colocar na geladeira e servir após 15 minutos. Validade: 1 dia, ou seja, servir fresca.

Tofu agridoce

Ingredientes

700 g de tofu em cubos, 2 colheres (chá) de açúcar mascavo, ½ xícara (chá) de purê de tomate, 1 colher (sopa) de amido de milho, ½ xícara (chá) de abacaxi em cubos, 1 xícara (chá) de maçã em cubos, 1 colher (sopa) de azeite de oliva, 1 xícara (chá) de água, suco fresco de 1 limão, 4 colheres (sopa) de molho shoyu, sal marinho, gengibre ralado e pimenta a gosto

Preparo

Em uma panela antiaderente, aquecer o azeite e acrescentar o tofu em cubos. Fritar até que fique dourado em todos os lados. Enquanto o tofu está fritando em fogo médio, colocar em outra panela a água, o suco de limão, o açúcar, o purê de tomate, o molho shoyu, o gengibre e o amido de milho pré-dissolvido em água. Cozinhar em fogo médio, mexendo até obter um molho cremoso. Acrescentar o abacaxi e a maçã e seguir mexendo até que as frutas estejam cozidas e o sabor esteja agridoce. Acrescentar tudo ao tofu frito.

Deixar cozinhar por cinco minutos, mexendo delicadamente a mistura. Servir imediatamente acompanhado com arroz integral.

Entrada budista de legumes

Ingredientes

700 g de tofu em cubos, 2 xícaras (chá) de aipo picado, 1 xícara (chá) de cebola picada fina, 3 xícaras (chá) de repo-

lho picado bem fininho, 3 xícaras (chá) de champignon em lâminas, 2 abobrinhas cortadas em 4 e fatiadas, 1 pimentão picado fino, 3 xícaras (chá) de brotos de feijão ou de soja, 1 colher (sopa) de amido de milho, 1 colher (sopa) de azeite de oliva, 1 xícara (chá) de água fria, 2 colheres (sopa) de molho shoyu, 1 dente de alho amassado, sal marinho e pimenta a gosto

Preparo

Em uma panela antiaderente, fritar os legumes no azeite até que fiquem tenros. Acrescentar ½ xícara (chá) de água e cobrir para cozinhar um pouco mais no vapor. Em outra panela, acrescentar a água fria, o molho shoyu, o alho, a pimenta e o amido de milho pré-dissolvido. Cozinhar o molho até que levante fervura, mexendo constantemente. Adicionar o tofu em cubos e misturar ao molho para impregnar o sabor. Acrescentar então o tofu e o molho aos legumes e deixar cozinhar por uns 3 minutos. Servir imediatamente.

Creme de cogumelos frescos

Ingredientes

150 g de cogumelos frescos, 2 fatias de pão integral, 1 colher (sopa) de azeite de oliva, 1 colher (sopa) de farinha de soja, 1 colher (sopa) de farinha de trigo, 1 xícara (chá) de leite desnatado, sal marinho, pimenta e noz-moscada a gosto, 2 fatias grossas de tofu picado em cubos

Preparo

Lavar, picar e cozinhar os cogumelos junto com o pão, num litro de água fria (ou caldo de legumes) temperada com sal. À parte, aquecer o azeite e polvilhar com a farinha e deixar dourar. Regar com o leite frio, dissolver bem e deixar encorpar por 2 minutos. Juntar este creme ao preparado anterior e temperar com a pimenta e noz-moscada. Levar ao fogo até levantar fervura. Servir bem quente. Guarnecer a sopa com os cubos de tofu.

Omelete falsa de tofu

Ingredientes

500 g de tofu, 1 xícara (chá) de água ou leite de soja, 1 colher (sopa) de azeite de oliva, salsa, cebolinha e sal marinho a gosto

Preparo

Amassar bem o tofu com um garfo e misturar todos os ingredientes. Colocar esta mistura numa fôrma refratária e assar por 35 minutos em forno médio. A omelete deve ficar dourada com a borda mais morena. Você pode variar esta receita juntando outros temperos aos ingredientes, como cenoura ralada e folhas de hortelã, ou pimentão e cebola frita. Para a mistura ficar amarela, como se fosse com ovos, colocar mostarda ou açafrão.

Panquecas de berinjela

Ingredientes

Da massa: 1 xícara (chá) de farinha de arroz integral, 135 g de tofu, 1 ovo

Do recheio: 2 xícaras (chá) de berinjela com casca cortada em cubos, ½ xícara (chá) de tomate fresco picado, 4 tomates secos picados, 1 colher (sopa) de gengibre fresco ralado, molho shoyu, páprica e manjericão a gosto

Preparo

Da massa: Bater a clara em neve. Em seguida, bater os demais ingredientes no liquidificador, acrescentando ½ copo da água do tofu. Despejar a massa numa tigela e juntar a clara batida em neve, misturando levemente. Aquecer a frigideira antiaderente (sem óleo) e jogar uma concha pequena de massa, espalhando bem. Quando estiver quase seca, virar a panqueca com o auxílio da espumadeira.

Do recheio: Refogar o gengibre no molho shoyu. Acrescentar os demais ingredientes, pingando água para que não seque ou grude no fundo da panela. Quando a berinjela estiver macia e desmanchada, retirar do fogo. Rechear as panquecas, enrolar e colocar num pirex, reservando uma parte do recheio para bater no liquidificador com um pouco de água e colocar como cobertura das panquecas. Levar ao forno antes de servir. Rende duas porções.

Nota: a massa desta receita de panqueca é básica e serve para doces ou salgados.

Risoto de tofu e ervas

Ingredientes

1 e ½ xícara (chá) de arroz, 2 xícaras (chá) de tofu picado, 4 colheres (sopa) de molho shoyu, 4 colheres (sopa) de azeite de oliva, 1 cebola picada, folhas de 1 maço de ervas frescas (salsa, cebolinha e manjericão) bem picadas, sal marinho a gosto

Preparo

Lavar o arroz e deixar escorrer. Colocar no liquidificador o tofu, o molho shoyu e 3 xícaras (chá) de água. Bater até ficar homogêneo. Transferir a mistura para uma panela e levar ao fogo até ferver, mantendo aquecido. Levar ao fogo uma panela com o azeite e a cebola. Refogar, mexendo até a cebola dourar levemente. Acrescentar o arroz e fritar, sem parar de mexer, por cinco minutos, ou até ficar brilhante e com os grãos unidos. Adicionar, aos poucos, mexendo de vez em quando, o creme de tofu fervente. Mexer bem no fundo e nas laterais da panela. O arroz deverá ficar *al dente* e quase sem líquido. No final do cozimento, antes de colocar a última concha de creme de tofu, adicionar as ervas. Misturar com cuidado, acertar o sal, retirar do fogo e servir.

Tofu grelhado com molho de gengibre

Ingredientes

300 g de tofu, 2 colheres (sopa) de azeite de oliva, farinha de trigo, 2 colheres (sopa) de cebolinha picada, 2 colheres (sopa) de gengibre cortado em palitos, 6 colheres (sopa) de molho shoyu, ½ xícara (chá) de água, 1 colher (sopa) de açúcar, 1 colher (sopa) de suco fresco de limão, 1 colher (chá) de óleo de gergelim

Preparo

Cortar o tofu em fatias de 2 centímetros. Secar levemente com um pano limpo e passar as fatias de tofu pela farinha de trigo, retirando o excesso. Aquecer o óleo em uma chapa ou frigideira e dourar as fatias de tofu dos dois lados. Manter aquecido. Em uma pequena panela, misturar a água, o suco de limão, o molho shoyu, o açúcar e os palitos de gengibre. Levar ao fogo e, assim que ferver, retirar e acrescentar o óleo de gergelim. Despejar o molho sobre as fatias de tofu grelhadas. Salpicar com a cebolinha e servir bem quente.

Receitas com os fermentados de soja

Molho de missô

Ingredientes

1 colher (sopa) de missô, 1 colher (sopa) de azeite de oliva, 3 colheres (sopa) de tahine (manteiga de gergelim), 1 dente de alho picado, 1 copo de água, cebolinha, salsa e hortelã

Preparo

Dourar o alho no azeite. Em separado, misturar o missô e o tahine com a cebolinha, a salsa e a hortelã, picadinhos. Acrescentar a água e bater até formar um creme. Acrescentar o refogado de alho. Servir como molho de macarrão ou saladas. Trata-se de um molho extremamente nutritivo, muito rico em proteínas e enzimas.

Sopa de cebola com missô

Ingredientes

6 cebolas médias, 1 colher (sopa) de azeite de oliva, 2 colheres (sopa) de missô, 1 litro de caldo de legumes ou água

Preparo

Cortar as cebolas em gomos, refogar no azeite até ficarem transparentes. Acrescentar o caldo, tampar e abaixar o fogo. Deixar ferver por 30 minutos. Dissolver o missô em pouca água, misturar e servir. Bater no liquidificador, se preferir um creme.

Patê cru

Ingredientes

1 colher (sopa) de missô, 6 colheres (sopa) de queijo cottage, 1 colher (sopa) de azeite de oliva, 1 colher (sopa)

de cebola ralada, I colher (sopa) de salsa e cebolinha picada, I colher (chá) de sementes de gergelim

Preparo
Misturar tudo muito bem e conservar na geladeira.

Molho para saladas

Ingredientes
I colher (sopa) de sementes de gergelim, I colher (sopa) de mel, 6 colheres (sopa) de molho shoyu, I colher (chá) de gengibre ralado, suco de I laranja-pêra, suco de I limão

Preparo
Misturar tudo muito bem. Colocar numa molheira e temperar imediatamente saladas ou legumes cozidos.

Receitas com brotos de soja

Brotos de soja

Ingredientes
Grãos de soja

Preparo
Colocar sobre um pirex 2 folhas de papel toalha umedecidas e espalhar os grãos de soja em toda a superfície. Cobrir com uma tampa transparente e colocar para germinar em local temperado (luz indireta e temperatura controlada), mantendo a umidade mediante acréscimo discreto (borrifador) de água. Quando se produzir a germinação e os brotos mostrarem suas primeiras folhinhas (3 a 7 milímetros), poderão ser colhidos, separando-os dos grãos. Por causa de seu alto teor de água, o broto é perecível, devendo ser consumido dentro de dois ou três

dias no máximo. O ideal é consumi-lo fresco e cru por seu alto teor de vitamina C e enzimas. Em preparos quentes, o broto deverá ser adicionado por último, após o fogo desligado. Poderá ser usado no preparo de saladas, sucos desintoxicantes, patês e sopas.

Ovos mexidos com brotos de soja

Ingredientes

2 xícaras (chá) de brotos, 3 ovos, 1 cebola, 1 colher (chá) de azeite de oliva, 2 colheres (sopa) de leite desnatado, sal marinho a gosto

Preparo

Refogar a cebola picada no azeite. Adicionar os ovos batidos com o leite e o sal. Quando estiver bem cremoso e no ponto desejado de cozimento desligar o fogo e acrescentar os brotos. Seguir misturando até integrá-lo bem e servir no pão ou acompanhando uma salada verde.

Salada Eva

Ingredientes

1 pé de alface, 1 xícara (chá) de brotos de soja, 1 rodela de abacaxi picada, 3 nozes picadas, 4-6 pinhões cozidos e cortados em quatro, 3 azeitonas picadas, 2 ramos de manjericão desfolhados, 1 colher (sopa) de azeite de oliva, 4 colheres (sopa) de iogurte natural desnatado, suco fresco de 1 limão, 1 colher (sopa) de mostarda, missô e pimenta a gosto, 1 colher (sopa) de sementes de gergelim cru com casca

Preparo

Lavar a alface e os brotos muito bem. Arrumar todos os elementos numa saladeira. À parte, preparar um molho emulsionando o azeite com a mostarda, o suco do limão, o missô, a pimenta e o iogurte. Regar a salada com o molho, misturar e servir imediatamente. Sugestão: Juntar cubos de tofu ou de mozarela de búfala.

Salada refeição

Ingredientes

2 xícaras (chá) de arroz integral cozido, 2 xícaras (chá) de brotos de soja, 2 cenouras, ½ pimentão verde e ½ vermelho, 1 tomate maduro, 6 azeitonas, 1 manga picada, 1 colher (sopa) de azeite de oliva, suco fresco de 1 limão, suco fresco de 1 laranja-pêra, 2 ovos cozidos, ½ molho de agrião, sal marinho, mostarda e pimenta a gosto

Preparo

Cortar as cenouras em quadradinhos e cozinhar em água temperada com sal. Escorrer e deixar esfriar. Cortar o pimentão e o tomate em quadradinhos pequenos. Numa tigela grande, colocar o arroz cozido, as cenouras, o pimentão, as azeitonas picadas, a manga e o tomate. Misturar tudo muito bem. Temperar com sal e pimenta. Conservar na geladeira até servir. Misturar o agrião com os brotos e temperar com o suco de laranja e o de limão batido com o azeite, sal e a mostarda. Arrumar o arroz num prato grande e contornar com a salada. Decorar tudo com os ovos esfarelados.

Creme de broto de soja

Ingredientes

4 xícaras (chá) de broto de soja, 1 colher (sopa) de azeite de oliva, 1 colher (sopa) de farinha de soja, 1 litro de caldo de legumes, 3 colheres (sopa) de aveia em flocos, 2 inhames, missô e pimenta a gosto, rodelas de gengibre fresco e salsa picada

Preparo

Refogar o broto rapidamente no azeite e retirar do fogo. Polvilhar com a farinha e misturar. Reservar. Colocar o caldo, o inhame picado e a aveia para cozinhar até que o inhame fique macio. Bater no liquidificador junto com o broto e o missô. Servir imediatamente decorando com rodelas fininhas do gengibre e a salsa picada.

Suco desintoxicante

Ingredientes

1 xícara (chá) de broto de soja, suco fresco de 1 limão, 1 maçã descascada, 1 cenoura, ½ copo de água

Preparo

Bater tudo no liquidificador e servir imediatamente. Importante! Para ser desintoxicante, este suco não deve levar açúcar. As opções para adoçar são: 1) acrescentar duas ameixas secas ou 2) uma colher (sopa) de uva-passa ou 3) gotas de estévia líquida.

Salada de soja hortaliça com ervas

Ingredientes

1 xícara (chá) de soja hortaliça (*edamame*) previamente cozida em água e sal e debulhada, 3 colheres (sopa) de azeite de oliva, 2 dentes de alho amassados, salsa e cebolinha picada, 1 colher (chá) de endro (aneto) picado, 2 colheres (sopa) de suco fresco de limão, molho shoyu a gosto

Preparo

Aquecer 1 colher (sopa) de azeite e fritar o alho até dourar. Despejar a soja hortaliça, misturar e colocar em uma saladeira e reservar. Em uma panela, aquecer 1 colher (sopa) de azeite e adicionar as ervas e refogar até que estejam *al dente*. Adicionar à soja e acertar o sal com o molho shoyu. Se desejar, levar à geladeira por 20 minutos. Antes de servir, regar com o restante do azeite e o suco fresco do limão.

Receitas com carne de soja (PTS)

Por ser industrializada, essa não é a forma mais saudável de consumir a soja. O ideal é integrá-la a outros vegetais integrais.

Hidratação da PTS

Esse procedimento é importante para poder retirar possíveis resíduos do processo industrial de obtenção da PTS. O uso da água fervente faz com que a eliminação dos resíduos seja mais rápida e efetiva. Portanto, ela deve ser espremida enquanto ainda está quente, e a água deve ser eliminada.

Ingredientes
1 xícara (chá) de PTS, 2 xícaras (chá) de água fervente

Preparo
Colocar a PTS em um recipiente de vidro e cobrir com água fervente. Aguardar dez minutos para que a PTS se hidrate e absorva bem a água, dissolvendo assim possíveis resíduos de seu processamento industrial. Escorrer a PTS enquanto ainda está quente, usando uma peneira ou escorredor de macarrão, retirando o excesso de água e comprimindo com o auxílio de uma colher. Usar em refogados, sopas, estrogonofes, molhos e recheios como substituto da carne moída.

Estrogonofe de soja

Ingredientes
2 xícaras (chá) de água, 2 xícaras (chá) de PTS fina, 1 colher (sopa) de azeite de oliva, 1 cebola grande picada, 2

dentes de alho amassados, 2 colheres (sopa) de creme de cebola, 1 colher (sopa) de amido de milho, 1 xícara (chá) de cogumelo picado, molho de tomate e sal marinho a gosto

Preparo

Hidratar a PTS, espremer e reservar. Refogar o alho e a cebola no azeite. Acrescentar a PTS e as 2 xícaras de água, o sal e deixar cozinhar por 20 minutos. Colocar a sopa creme de cebola, os cogumelos, os temperos a gosto e, por último, o amido de milho dissolvido previamente. Deixar apurar por mais cinco minutos em fogo baixo e servir.

Feijoada vegetariana

Ingredientes

½ kg de feijão preto ou feijão azuki, 1 e ½ xícara de PTS em cubos grandes previamente hidratada (página 146), 300 g de ricota defumada cortada em cubos, 2 xícaras (chá) de talos de couve-flor + brócolis + couve descascados, 2 raízes de bardana cortada em pedaços de uns 5 a 6 centímetros (simula o rabinho de porco), 1 nabo médio cortado em rodelas (simula o paio), 1 cabeça de alho amassado, 1 cebola picada em cubos, ½ colher (sopa) de azeite de oliva, sal marinho a gosto

Opcional: folhas de louro, alga *kombu* picada e gersal.

Preparo

Deixar o feijão de molho à noite. Cozinhar por cerca de 30 minutos na pressão ou até ficar macio. Juntar o restante dos ingredientes e deixar cozinhar por uns cinco a dez minutos em chama baixa, após iniciar fervura. Numa frigideira, refogar o alho e a cebola no azeite. Adicionar o refogado ao feijão e deixar apurar por dez minutos. Acertar o sal. Não esquecer do truque de juntar o dente-de-leão picadinho no final do preparo de qualquer feijão.

Proteína de soja agridoce

Ingredientes

1 e ½ xícara (chá) de PTS em cubos, 2 colheres (chá) de açúcar mascavo, ½ xícara (chá) de purê de tomate, 1 colher (sopa) de amido de milho, ½ xícara (chá) de abacaxi em cubos, 1 xícara (chá) de maçã em cubos, 1 colher (sopa) de azeite de oliva, 1 xícara (chá) de água, suco fresco de 1 limão, 4 colheres (sopa) de molho shoyu, 2 colheres (sopa) de amendoim sem pele, sal marinho, gengibre ralado e pimenta a gosto

Preparo

Hidratar a PTS, espremer e reservar. Em panela antiaderentes, aquecer o azeite e acrescente a PTS hidratada. Fritar até que fique dourada. Em outra panela, misturar o suco de limão, o açúcar, o purê de tomate, o molho shoyu, o gengibre e o amido de milho dissolvido previamente em água. Cozinhar em fogo médio, mexendo até obter um molho cremoso. Acrescentar o abacaxi e a maçã e seguir mexendo até que as frutas estejam cozidas e o sabor esteja agridoce. Acrescentar a PTS e os amendoins. Deixar cozinhar por cinco a dez minutos, mexendo delicadamente a mistura. Servir imediatamente acompanhando arroz integral.

Proteína de soja xadrez

Ingredientes

150 g de PTS em cubos, 1 pimentão vermelho e 1 pimentão verde cortados em quadrados, 1 cebola grande cortada em cubos, 1 vidro pequeno de cogumelos em conserva, 1 xícara (chá) de broto de bambu tenro e fresco, 1 xícara

(chá) de amendoins (torrado e sem pele), 2 colheres (sopa) de azeite de oliva

Do tempero PTS: 1 colher (sopa) bem cheia de amido de milho, 1 colher (sopa) de azeite de oliva, 1 colher (sopa) de água quente, 2 colheres (sopa) de saquê (opcional)

Do molho: 7 colheres (sopa) de molho shoyu, 1 colher (chá) de sal marinho, 1 colher (sopa) de amido de milho, 1 xícara (chá) de água, 1 fatia grossa de gengibre ou em pó

Preparo

Hidratar a PTS, espremer e reservar. Picar todos os legumes e reservar. Preparar o molho e reservar. Misturar os temperos da PTS e adicionar sobre ela e reservar. Numa panela grande, colocar o azeite, aquecer e fritar os cubos da soja temperada até ficar bem douradinha. Acrescentar os legumes cortados e fritar mais. Jogar por cima o molho e misturar bem sem parar até engrossar. Por último, colocar os amendoins e servir com arroz.

Recheio de carne de soja

Ingredientes

1 xícara (chá) de PTS fina, 2 xícaras (chá) de água fervente, 1 tablete de caldo de legumes, 3 tomates sem sementes, 2 colheres (sopa) de azeite de oliva, 1 cebola picada, 2 dentes de alho, 1 colher (sopa) de extrato de tomate, salsa a gosto

Preparo

Hidratar a PTS, espremer e reservar. Refogar o alho e a cebola no azeite. Adicionar o caldo de legumes e o extrato de tomate. Juntar os tomates picadinhos e a PTS hidratada. Por último, acrescentar a salsa e acertar a umidade desejada. Ideal para rechear *esfiha*, empadão, pastel, etc.

REFERÊNCIAS BIBLIOGRÁFICAS

BONTEMPO, Alcides. *Receitas Macrobióticas*. São Paulo: Ed. Ground, 1990.

PANIZZI, Mercedes Concórdia Carrão. Melhoramento genético da soja para a obtenção de cultivares mais adequados ao consumo humano. *Revista Brasileira de Nutrição Clínica*, n. 2, 2000. v. 5.

CURCELLI, Ana Maria. *Cozinhando sem crueldade*. São Paulo: Editora Colcha de Retalhos, 1999.

FIGUEIRA, Teodora. *Seiva de vida*. São Paulo: Ed. Cultrix/Pensamento, 1995.

FRANKEL, Aida M. *Cocina com soya*. Argentina: Ed. Albatroz, 1992.

GOMES, Pimentel. *A soja*. Biblioteca Rural/Livraria Nobel S/A.

HENDRICH, Suzanne; MURPHY, Patrícia A. Isoflavones: source and metabolism. *Handbook of Nutraceuticals and Funcional Foods*, 4, 55-71, 2001.

LIENER, Irvin E. Implications of antinutricional components in soy bean foods. *Critical Reviews in Food Science and Nutrition*, 34(1)31-67, 1994.

MANDARINO, José M. G.; BORDIGNON, José Renato; PANIZZI, Mercedes Concórdia Carrão. *A soja e a saúde humana*. Londrina: Documentos 178, Embrapa Soja, 2002.

MESSINA, Mark; GUGGER, Eric T.; ALEKEL, D. Lee. Soy protein, soybean isoflavones and bone health: a review of the animal and human data. *Handbook of Nutraceuticals and Funcional Foods*, 5, 77-90, 2001.

MESSINA, Mark; MESSINA, Virginia; SETCHELL, Ken. Soja e Diabetes. Londrina: Documentos 176, Embrapa Soja, 2003.

MITCHELL, Julie H. Phytoestrogens: involvement in breast and propstate câncer. *Handbook of Nutraceuticals and Funcional Foods*, 6, 99-108, 2001.

ORELLANA, Ruth S.; VON THADEN, Telma. *Viva! Cocinando y comiendo com soya*. México: Associación Americana de Soya, Oficina Regional para Latinoamérica.

PEREIRA, Lygia. Receitas com soja. Secretaria da Agricultura. *Possibilidades de consumo de soja nas forças armadas*. Estado maior das forças armadas, Brasília: 1980.

RACKIS, J. J.; GUMBMANN, M. R. *Protease inhibitors: physiological properties and nutricional significance, in antinutrients and natural toxicants in foods*. Ory, R. L. Ed., Food and Nutrition Press, Wesrport, CT: 1982, 203.

RACKIS, J. J. *American Oil Chemistry Society*. 51, 161A, 1974.

SITES DE INTERESSE

Associação de agricultura orgânica
www.aao.org.br

Embrapa Soja
www.cnpso.embrapa.br

História da soja
www.coodetec.com.br/sojasaude/historia.htm

Dietary isoflavones: biological effects and relevance to human health
www.nutrition.org/cgi/content/full/129/3/758S

A soja e as doenças
www.coodetec.com.br/sojasaude

Soja orgânica: o tesouro da produção nacional
www.planetaorganico.com.br/sojaorg.htm

SoyBean: saúde com qualidade
www.soybean.com.br/soybean.htm

Site da autora
www.docelimao.com.br

Para conhecer outros títulos,
acesse o site **www.alaude.com.br**,
cadastre-se, e receba
nosso boletim eletrônico com novidades.

Impressão e Acabamento
Ipsis Gráfica